关永年太极内功养生拳

（精编版）

关永年　著

中国中医药出版社

·北　京·

图书在版编目（CIP）数据

关永年太极内功养生拳 / 关永年著 . —北京：中国中医药出版社，
2018.3

ISBN 978-7-5132-4637-8

Ⅰ . ①关… Ⅱ . ①关… Ⅲ . ①太极拳—养生（中医） Ⅳ . ① G852.11
② R212

中国版本图书馆 CIP 数据核字（2017）第 304693 号

中国中医药出版社出版

北京市朝阳区北三环东路 28 号易亨大厦 16 层
邮政编码　100013
传真　010-64405750
河北省武强县画业有限责任公司印刷
各地新华书店经销

开本 880×1230　1/32　印张 9　字数 172 千字
2018 年 3 月第 1 版　2018 年 3 月第 1 次印刷
书号　ISBN 978-7-5132-4637-8

定价　58.00 元
网址　www.cptcm.com

社 长 热 线　010-64405720
购 书 热 线　010-89535836
侵 权 打 假　010-64405753

微信服务号　zgzyycbs
微商城网址　https://kdt.im/LIdUGr
官 方 微 博　http://e.weibo.com/cptcm
天猫旗舰店网址　https://zgzyycbs.tmall.com

如有印装质量问题请与本社出版部联系（010-64405510）
版权专有　侵权必究

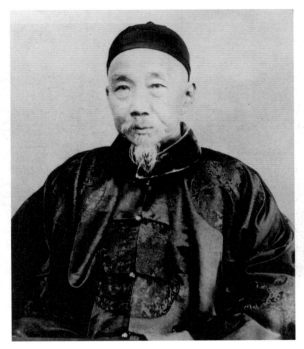

曾祖父奎俊，任四川总督、西安巡抚，内务府大臣，
组建四川通省大学堂

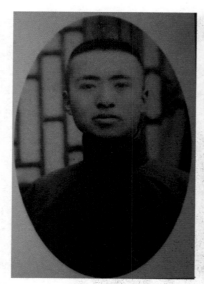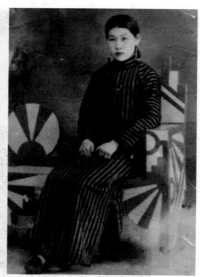

父，关宝纯，精通形意拳和开合拳　　母，擅长太极玄门剑

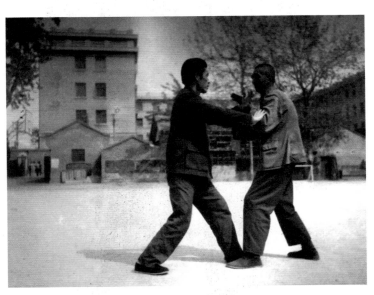

作者关永年与父亲关宝纯推手照片

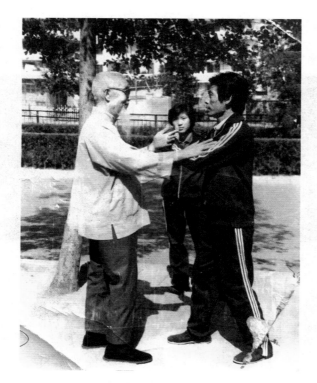

与恩师吴图南练功

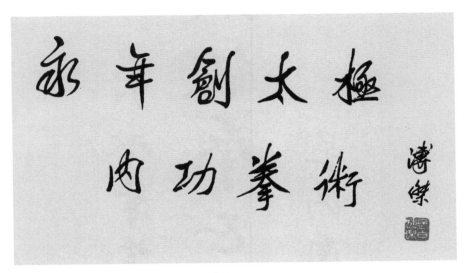

极太创年永

术拳功内

溥杰题词

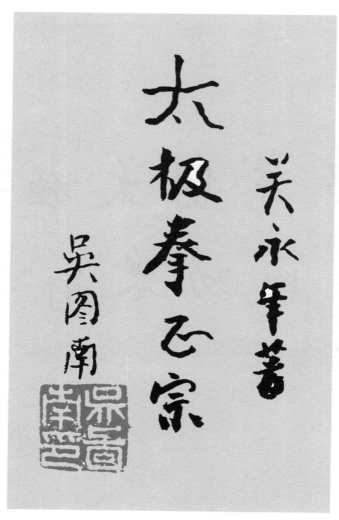

太极拳正宗

关永年著

吴图南

吴图南题词

写在前面

关永年，姓瓜尔佳，名永年，出身富贵大家。永年研究中华内家武术几十载，颇有造诣。与我祖辈既有亲缘，曾和我伯父爱新觉罗·溥杰先生探讨过武术健身之内容，伯父亦支持永年的太极武术事业。

这次奉献的太极内功养生拳，是溥杰先生的体育保健操，经永年整理完善，蕴含了内家武术味道。我并代表我的前辈大力支持。

这套拳术为人民，特别是为爱好内家养生武术老年人强身保健增添一套锻炼方法，适应全民健身之需。

金毓嶂

2017 年 5 月

目　录

一、太极内功养生拳的特点

太极内功养生拳，集柔术和各家太极拳术先后天气功之长，是精通形意及活步开合太极拳后修习的一套太极拳法。该拳法运用阴阳五行学说和中医经络理论，疏通经络，调和气血，使人体自我调节生理功能得到充分发挥，从而调整机体内在由于身心失调引起的不平衡状态，达到强身治病的目的。

太极内功养生拳的动作始终要求柔和、平稳、舒展、大方、自然，通过柔和缓慢的动作，引导习练者较快入静，即"外动而内静"。但内静之后要使人的内三宝（精、气、神）不致散乱，必须顺势移意于丹田，这是该拳术比较典型的特点。

太极内功养生拳着重内养，因此，讲求"气由神运，意在力行，劲随脉走"，以求舒筋活络、行血理气。长期坚持锻炼对中枢神经系统、呼吸系统、消化和心血管系统、骨骼肌肉等器官有良好作用。其是以意识引导动作并配以均匀、深沉的呼吸，练后周身血脉流通而不气喘，身心舒适，精神焕发。因而对高血压、心脏病、神经衰弱、胃溃疡、风湿骨痛、腰肾疾病等都有一定疗效。

关永年先生以数十载之纯功操练此套拳法，姿势规范，动态运行快，内劲风格独特，足以体现本套拳法的精髓，深受广大习练者的好评。

二、演练的基本要求

因动致静，是太极内功练功特点。本功在于练先天之气，使其收敛。中医讲气血，"气"是一种无形质而有感觉的生理现象，"先天之气"系指胎儿在母体中所获得的赖以生存之气。练先天之气的功法也属于无形质的，只有以意"呼"和以意"吸"（即心意呼吸）始能体验之。它是"心意与内功"相互作用的结果。正如《拳论》说："吸为合为蓄，吸则自然提得起。呼为开为放，呼则自然沉得下。"即动为开为发为放为呼，静为合为收为蓄为吸。

"拿住丹田练内功，离开丹田练不成"，乃心意呼吸与丹田之关系。本着所有身势之运动不外乎前后和升降之运式在向前探身时，其内气自命门穴（后丹田）呼向前丹田（脐内穴）而促身势向前作动。身势向后则与此相反，当内气自前丹田吸向命门穴时，即促引身势向后作动。丹田似气球，当身势降坐之时，其球下移而致势降，而在身势升起时则球亦上升。上至百会，下至涌泉，高不逾中脘，低不过会阴。就其演练要求是无极而太极。先师有无极、太极图及歌诀录于后。

无极歌诀

无形无象无纷拏，

一片神行至道夸，

参透虚无根蒂固，

混混沌沌乐无涯。

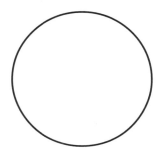

无极图

太极歌诀

太极原从无极生，

混元一气感斯通，

先天逆运随机变，

万象包罗一理中。

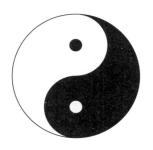

太极图

两图均为"圆形"，即说行功走架无不含圆活之趣，忌滞涩及凸凹，活似车轮，主宰于腰而自如。按机体气血运行而言，以意助气，气动血行，循环无间。动则阳，静则阴，动静无端，阴阳相依，阴降阳升，生化万物，心为火宜下，肾属水宜升，心肾交融，阴阳合一，方得"太极"之理。

今练之，需在意：以脐为中心，上虚下实，降浊（阴）升清（阳），体内阴阳相合，心肾交融，水火相济，其息自调。复以意气之功为动源而形成拳势之运动。其拳势舒展严谨，明刚暗柔，柔中寓刚，快慢相兼，虚实分明，中正圆满，灵活劲整，阴阳交变。随心意而开合运动，切勿强求身法，务以中正安舒为准则。练拳式之初，首习棒、球功数月，而后转行拳式套路，则如车入轨道而行，自然圆活。

三、太极内功养生拳路线图

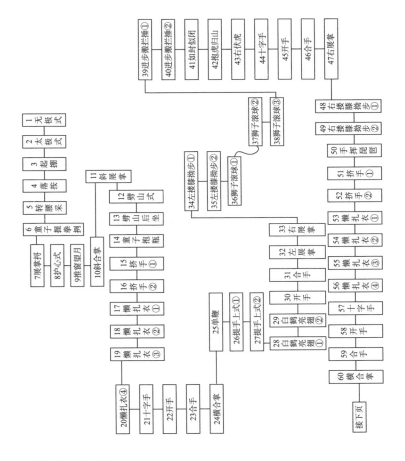

接下页

说明

1.本图大致标出了整套拳式所进行路线和方向。

2.拳式从右到左（从左到右），是在一条路线上来回进行的。

3.方框相靠邻者，表示相邻拳式位置不动，或基本不动。

4."——"等直线段表示两拳式间过渡时需转体，需上步；续段长短不表示步幅大小。"⌒"等圆弧线段表示从上一拳式到下一拳式间

5.方位规定：上北下南，左西右东。

关永年太极内功养生拳

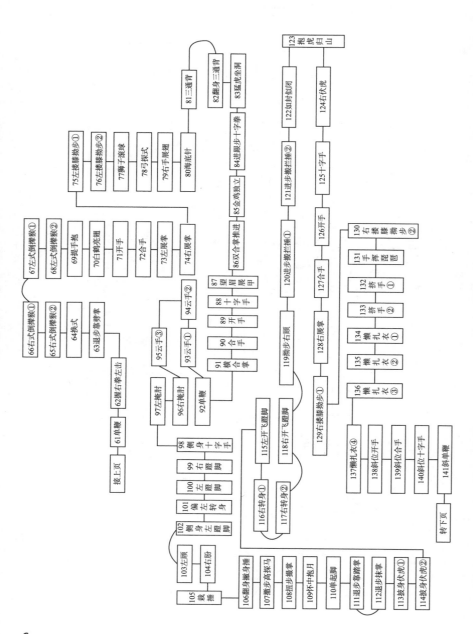

关永年太极内功养生拳

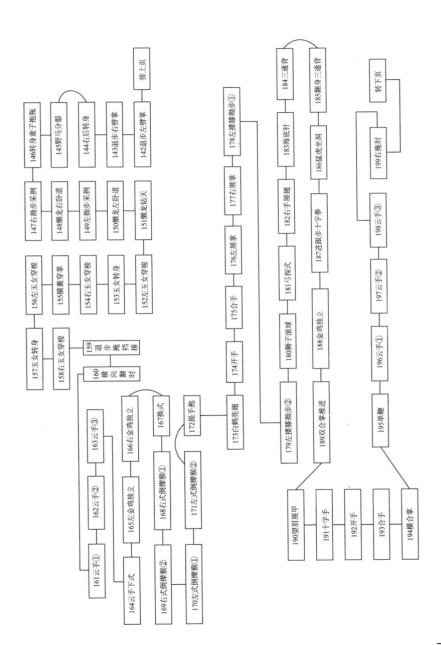

142退步左劈拳
143退步右劈拳
144右后转身
145野马分鬃
146转身子抱瓶

147右拗步采挒
148横龙右卧道
149右拗步采挒
150横龙左卧道
151横龙左钻天

接上页

152左玉女穿梭
153左玉女转身
154右玉女穿梭
155横襄穿掌
156左玉女穿梭

157玉女转身
158右玉女穿梭

159退步掩裆捶
160横向翻肘

161云手①
162云手②
163云手③

164云手下式

165左金鸡独立
166右金鸡独立

167换式
168右式倒撵猴①
169右式倒撵猴②
170左式倒撵猴①
171左式倒撵猴②

172提手抱
173白鹤亮翅

174开手
175合手
176左展掌
177右展掌
178左搂膝拗步①

179左搂膝拗步②
180狮子滚球
181弓探式
182右手展翅
183海底针
184三通背
185翻身三通背

186猛虎坐洞
187进跟步十字拳
188金鸡独立
189双合拳推进

190望眉展甲
191十字手
192开手
193合手
194横合掌

195单鞭
196云手①
197云手②
198云手③
199右掩肘

转下页

关永年太极内功养生拳

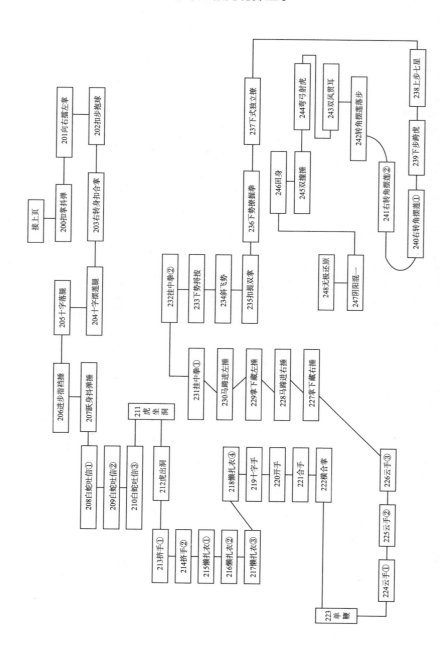

四、太极内功养生拳动作图解

为了方便读者查对拳式方向，把图中姿势的方向假定为：面向读者等于向南，背向读者等于向北，面向读者右面等于向东，面向读者左面等于向西。

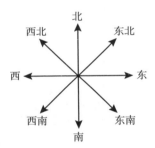

当习练者练习纯熟后可依场地形状任选方向，不一定从面南站立开始。

1. 无极式

　　面向南方，自然站立；两足平行，足尖向前，足距一拳。目向前平视（图1）。

　　要点：两臂微松、下垂，颔微内含，头正，顶悬，凝神静气。

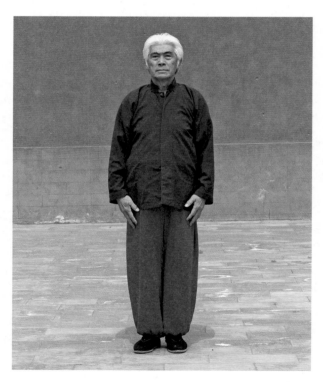

图 1

注：------▶表示左手左脚的动作趋势，——▶表示右手右脚的动作趋势。

2. 太极式

重心移于右脚，左脚向左缓缓横展，稍宽于肩；松腰胯，膝微屈，气沉丹田。仍平视前方（图2）。

要点：头颈正直，下颔微向后收，勿挺胸和收腹。

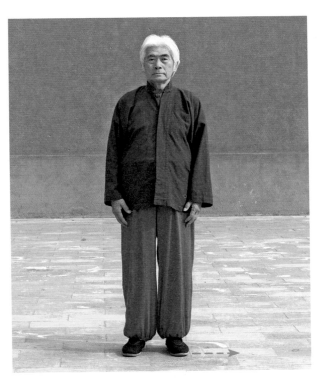

图2

3. 起掤

续以"太极丹田功"为运动之基，以意领气下行于两足涌泉穴至极返上，经中丹田传两臂自下向前上弧形慢慢举起，与肩同宽同高。目视正南（图 3）。

要点：两肩下沉，两肘松垂，十指微屈，双掌背如承物状。

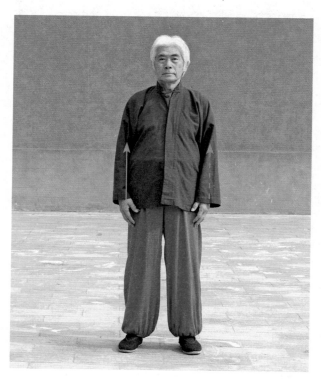

图 3

4.落按

上体正直，屈膝坐胯，两腿慢慢下蹲，两臂下落自然带动两掌向下按至腹前，两掌虎口相距同肩宽。目向前平视（图 4 ）。

要点：屈膝松腰，臀部不可凸出，身体重心在两腿中间。两臂下落和身体下蹲动作一致。

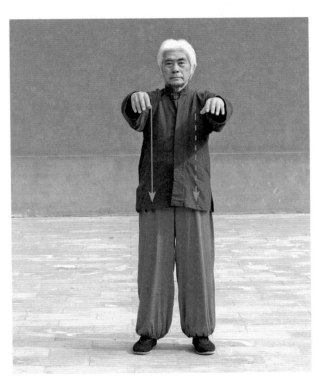

图 4

5. 转腰采

以腰为枢纽，带动上体向右转；同时两臂向右方划弧，两掌向右前方采出。目视西南（图5）。

要点：整个动作以得力适度为准，不宜过之。

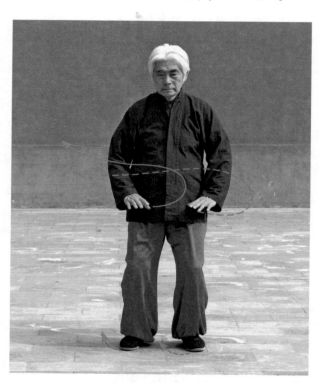

图 5

6. 童子握拳捯

上体由右向左转，重心落移右腿，左脚向右脚靠拢，左脚尖着地；同时右手由掌变拳，自下向左上翻裹斜置前上方，屈肘，前臂内侧含捯裹之劲；左拳拳心朝下，随身动之际，护于胸下左侧。目视右拳（图6）。

要点：整个动作以腰为主宰。两臂绕行，须圆活自然。

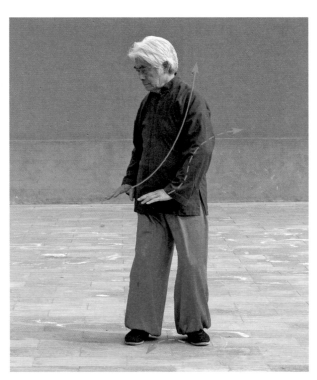

图6

7. 展掌捋

上体稍向右转，右脚向后退一步并向后移重心；右拳变掌由里向外旋，左拳变掌上提，双掌同时向右后方捋。目视东南（图7）。

要点：上体不可前倾，臀部不可凸出。两臂由左向右捋须随腰旋转，走弧线。右脚全脚掌着地。

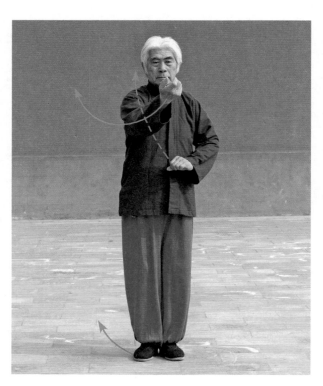

图7

8. 护心式

上体不动，左足重心后撤，左足尖着地，呈左丁步，两足成45°角；两掌下降护于胸前，左掌高右掌低。目视左前方（图8）。

要点：两掌心朝下，虚扣于心窝处，含护心及预动之意。

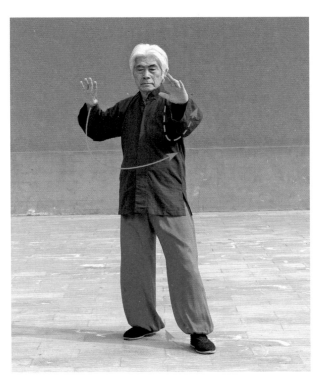

图8

9. 推窗望月

左脚向前迈出成左弓步，右脚蹬直，全脚掌着地；同时左掌上翻架于左眉上方，右掌自下向上向前方成立掌，坐腕推出，双掌心向前。目视右掌食指（图9）。

要点：两臂向前推时，上体要正直，松腰，松胯，弓左腿徐徐向前推出；沉肩坠肘，两手须走曲线。

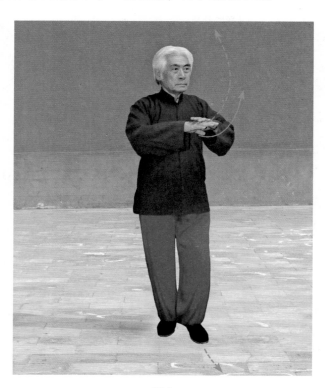

图9

10. 斜合掌

重心由前向后，上体保持正直，右腿微屈膝，左脚尖自然翘起，以左足根为轴，身体由左向右转；同时双掌腕部相搭，左上右下，左掌背朝上，右掌略坐腕。目视右掌指（图 10）。

要点：屈右膝，扣左足尖要灵活稳健。两臂相搭，须圆活自然。

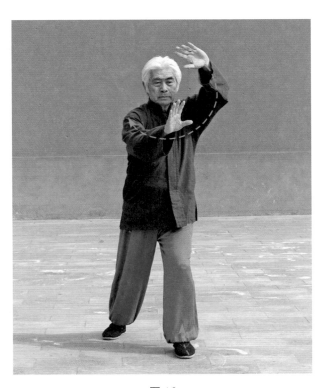

图 10

11. 斜展掌

身体继续向右转，右脚尖斜对右前方，左脚扣脚落地；同时右手划平弧向右前方坐腕伸出，高与胸齐；左手经胸前扣向胯间呈按拉劲。目视右掌食指（图11）。

要点：上体正直，不俯不仰。两肩向下松垂；右臂肘部下垂，不可伸直，食指向上挑，拇指尽力向外撑开，虎口呈半圆形，手心向里扣；左前臂靠胯左侧，五指撑开、塌腕。胸略内含，腹部自然沉气。两胯略后缩，两膝微里扣，前膝不超过踝关节。臀部与后脚跟上下相对，不超过两脚。脚趾扣地，重心偏右腿，左腿承少部体重。呼吸自然，力求身稳。

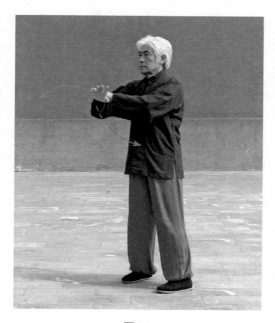

图 11

12. 劈山式

　　上体不动，右脚后撤，蓄劲待发，左脚不动；两掌顺势而动，右掌下降，由外向里翻转，掌心斜朝上；左掌顺势护于右手腕上。目视右掌（图12）。

　　要点：右手向左下斜劈时，身体要平稳。

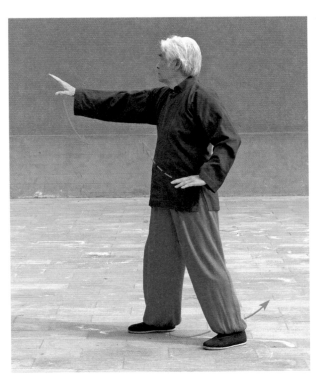

图 12

13. 劈山后坐

重心后坐，右腿屈膝半蹲，左脚尖着地；同时，左掌经右臂上向前方劈出，似劈挂掌之劲，右掌向后抽劲放于胸腹前。目视前下方（图13）。

要点：右掌扶劲，右掌似劈挂掌回抽，而身势有后撤靠击之意，三劲要贯串一气，协调。

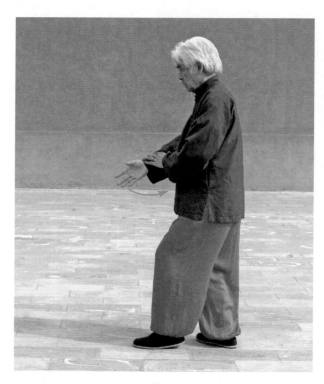

图 13

14. 童子抱瓶

左脚向前横垫半步，脚尖外展，右腿微后蹬，两大腿如剪子股；同时右掌由下向上翻转向前推出，左掌由上向后撤放于腹前，掌心向上。目视前下方（图14）。

要点：两腿交叉坐盘，后腿膝部与前腿膝窝抵紧。顶头，沉肩，塌腰。

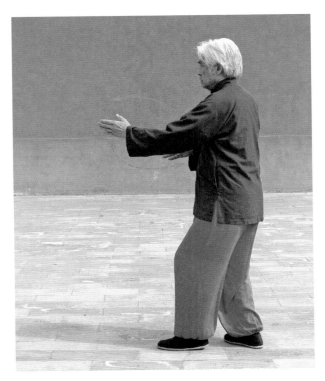

图 14

15. 挤手①

　　上体不动，重心后移，右腿向前迈步，脚跟着地，左腿屈膝坐胯；右手向前向下划弧屈肘向上翻转，掌心朝上，垂肘，左掌由下向上向内翻附于右腕内侧。目视两掌（图 15）。

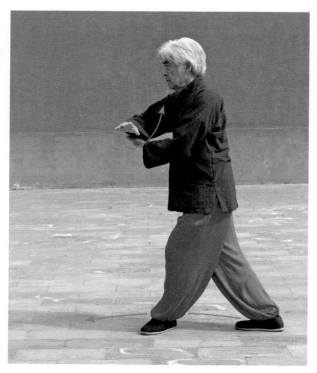

图 15

16. 挤手②

身体重心由后向前，右腿屈膝前弓，左腿向后蹬直成右弓步；双手同时向前上方慢慢挤出，两前臂要保持半圆状。目视两掌（图16）。

要点：挤手①、②重点是向前挤出时，上体正直，并与松腰、弓腿一致。

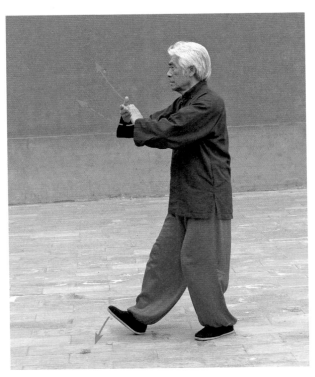

图16

17. 懒扎衣①

上动不停，重心后移，右腿脚跟着地，右脚尖自然翘起，左腿屈膝坐胯；两掌同时向外分开，屈肘回收于两肋侧，右掌在前，掌心朝上，左掌在后，掌心朝上，高于右掌，含胸拔背，两掌相合如抱物状；全身含预动之弹劲，以待其变。目视右掌（图17）。

要点：两掌要随胯后坐回收，松肩，两肘不外凸。

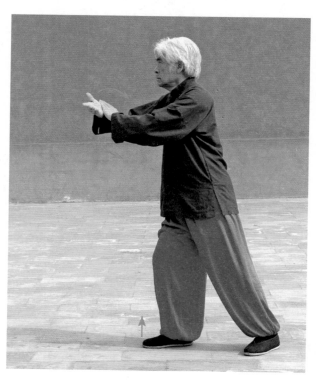

图 17

18. 懒扎衣②

　　重心继续向后移于左腿，右腿伸直，脚尖向上尽量翘起；同时两手屈臂回收，左手于右腕内侧，互待其力，势含"张弓"意。目视右手食指（图18）。

　　要点：松腰坐胯，意在蓄而后发。

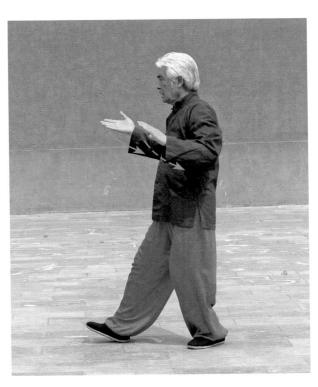

图 18

19. 懒扎衣③

右腿屈膝前弓，身体重心慢慢前移，左腿自然伸直呈右弓步；上体正直，松腰，坐胯；同时右掌心由上从下向前转为立掌，左掌心由下向前转为立掌，两手向上，向前沿弧线按出，与肩同宽，两手心均向前，按到顶点时坐腕、展掌，提顶领劲出掌。目视前方（图19）。

要点：上体正直，松腰，松胯。

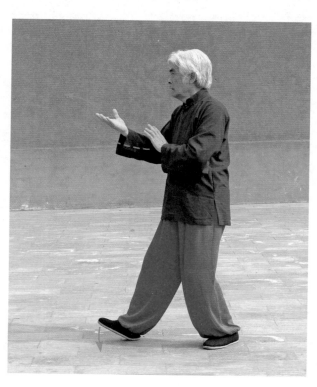

图 19

20. 懒扎衣④

上体不动，右足生根似"泰山"，左足收至右脚内侧，足尖点地，含探听之劲；形曲而劲直，谱曰"曲中求直"；两掌形不变，屈肘，坐腕，前按。目视右掌（图20）。

要点：上体正直，松腰，坐胯。整个姿势稍停而意不停。

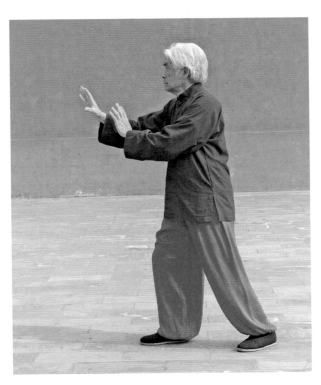

图 20

21. 十字手

左足根落地身微后移，以右脚跟为轴内扣，身体随之左转至朝南；身体重心移稳在右腿，左脚根自然离地；同时右掌随身体左转至胸前与左掌根相搭，双掌指斜立，右掌在外，左掌在里；两臂撑圆，腕高稍低于肩。目视正南（图21）。

要点：两手合抱，上体不前俯。两臂环抱时要圆满舒适，腰膝稍松，沉肩坠肘。

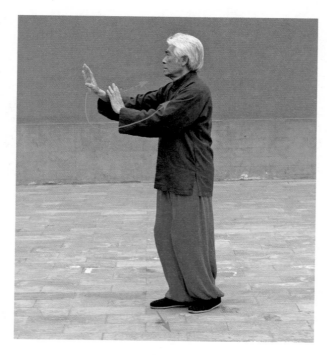

图 21

22. 开手

上体不动，两臂稍下降，同时两手心相对，往左右分开，开至两掌与肩宽，两手掌指向上，五指张开。目视前下方（图22）。

要点：双掌根含下按劲，掌中又似抱球之意，似拉控状，在开动时，腹有向后吸贴之意。

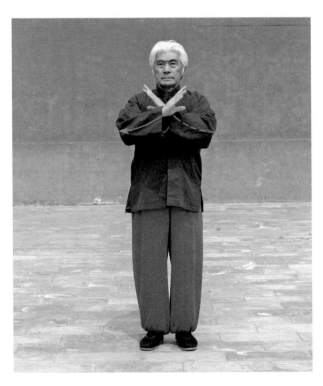

图22

23. 合手

上体不动，腰有向前呼气之意，促两手心相对慢慢往里合，其劲犹如压挤气球状。目视两手当中（图23）。

要点：松腰胯，内意有下沉劲，头有顶拔劲。

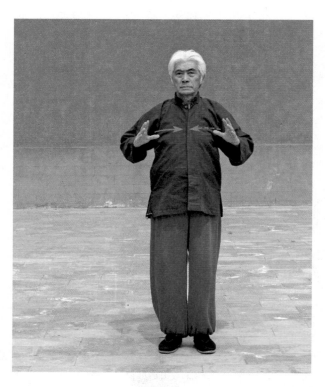

图 23

24. 横合掌

两臂环抱，两掌相搭，掌心斜向外，掌指朝左右。目视正前方（图24）。

要点：提顶吊裆，上下对拔。

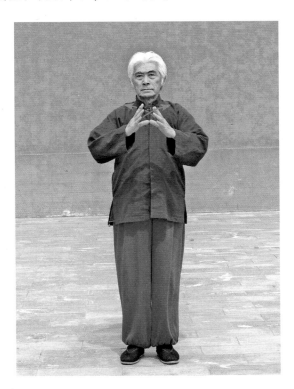

图 24

25. 单鞭

　　上体直立，两肩松开，呼吸自然；上体微向左转，左脚随之向左横迈一大步，足尖稍左斜负重；两手腕往外转，如捋长竿一样，往左右分开两臂成平举状态，两手心朝外，与眼同高，其劲似张弓。视线随右手移动，最后目视右手虎口（图25）。

　　要点：上身正直，松腰，右肋稍下垂，左肘与左膝上下相对，而肩下沉。

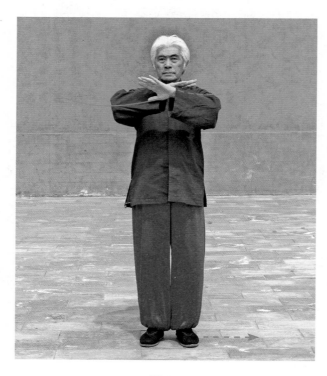

图 25

26. 提手上式①

　　身体重心移于左腿，塌腰松胯，随之右足靠拢左腿，足尖着地，与左足尖齐，两足跟相距一拳，两膝微屈；同时左手向面前划弧，停于左额前，手心向外，右手与左手同时向下划弧，停于右大腿内侧。目视前下方（图 26）。

　　要点：上体正直，臀部不外凸，胸肌放松。

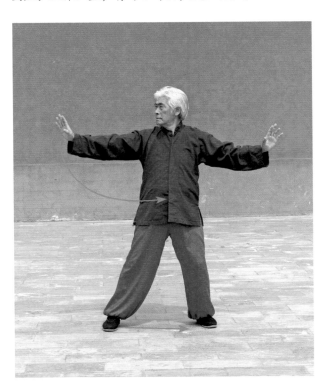

图 26

27. 提手上式②

　　重心移于右腿；右掌经左肘下穿而上，两小臂上下相合，左掌在上，掌心向下，右掌在下，掌心向上。目视前方（图27）。

　　要点：习此式，要顶劲上提，腰腿随之上下，以练习脊骨伸缩力。

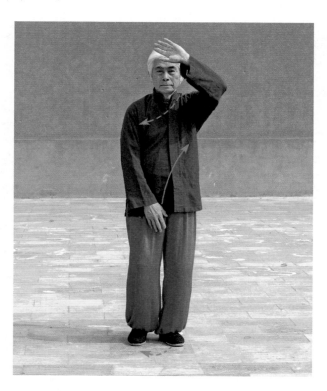

图 27

28. 白鹤亮翅①

上身动不停，右掌向前外翻转，左掌向左不作动；同时右足向前迈步，足跟着地，两足距离以不牵动身体重心为合适。目视前下方（图28）。

要点：胸不挺。两掌心均朝前含放远之按发劲。

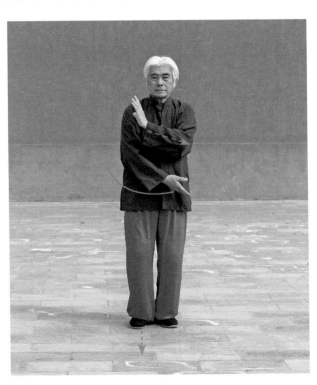

图 28

29. 白鹤亮翅②

两掌相合，屈肘向前推按而出成立掌；右足尖在两手前推时着地，身体重心移向右腿，左足跟在右足尖落地时提起，向前跟步，至右脚跟后边。目视两掌中间（图29）。

要点：塌腰松胯，右足拇指领劲向前迈步进身，步距大小以不吃力为度。

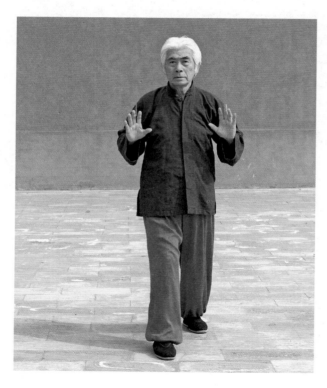

图 29

30. 开手

同第 22 式（图 30）。

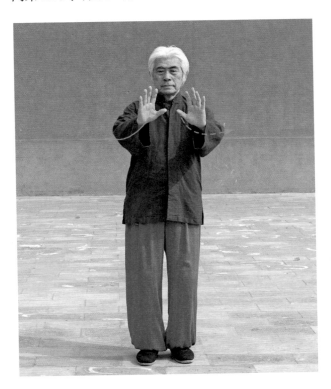

图 30

31. 合手

同第 23 式（图 31）。

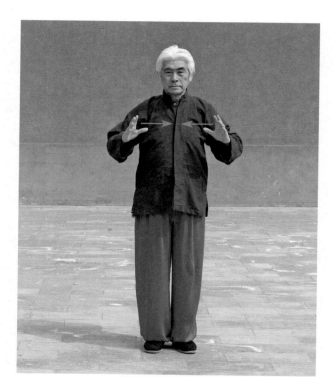

图 31

32. 左展掌

双掌心相对如托抱状；左掌外翻伸向左上，右掌心朝下扣于左胸腹部，面对前方。目视左掌指（图32）。

要点：意欲向左必先顾及右（又言"在内而不在外"），两掌心相对如捋物状。

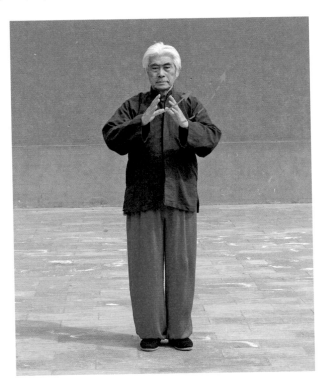

图 32

33. 右展掌

上体不动，重心在两腿间；左掌心由左上向里旋扣于脐上，右掌由里外旋伸向右上，两掌心相对如捋物状。面对前方，目视右掌指（图33）。

要点：同上式。

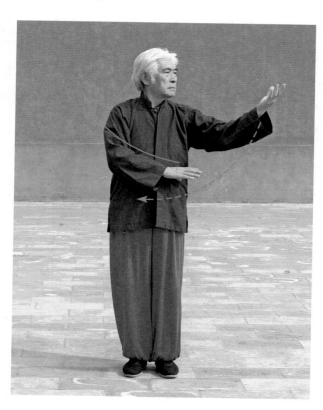

图33

34. 左搂膝拗步①

以右足尖为轴向右后前扭，与前左足成45°角，右脚掌全部着地，左足尖着地，身体重心在右腿；左掌向左前下含预动之势，置于心下，右掌向前下动作，指尖斜对胸间。目视正东（图34）。

要点：两手必随腰转而动作。整个搂膝拗步动作要协调、圆满、柔和。当右掌向前下动作而使右肩松沉时，不能右肩低左肩高。

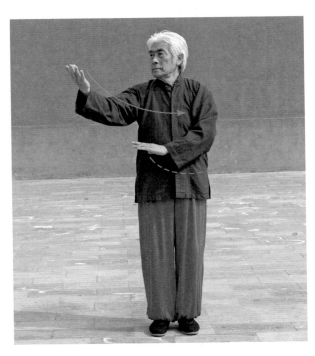

图34

35. 左搂膝拗步②

上体不变，左手往左下搂一弧线，落至左胯旁；左足往左边斜迈一步，右手心同时翻转向上坐腕变立掌向左边平推出，右足于右手向左平推时，同时向前跟步，重心转移在左腿。目视右手食指（图35）。

要点：搂膝的一臂呈弧形，推出之右掌，要微旋转而推出。两掌均要坐腕。

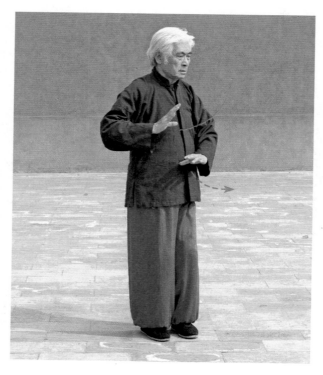

图 35

36. 狮子滚球①

上体不动，速向后撤右步，左足随之后撤，两足相距约 20 厘米，身体重心移在右腿；同时左掌翻转螺旋向前上穿伸，右掌向后拉抹。目视左掌指（图 36）。

要点：两掌心似欲碎物之撮滚，又如云层放电。

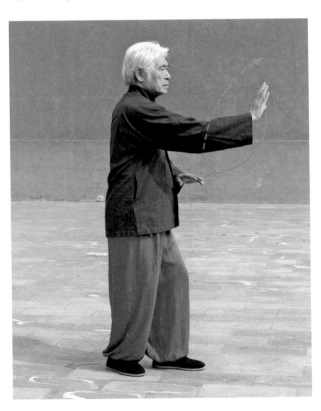

图 36

37. 狮子滚球②

上体动作不停，左脚向前横垫，后右足跟稍离地，重心移在左腿；同时右掌翻伸，掌心朝上，左掌向后翻扣，掌心朝下斜扣膻中穴上，形如剪子。目视右掌心（图 37）。

要点：右掌心似托物，裆间呈合劲。

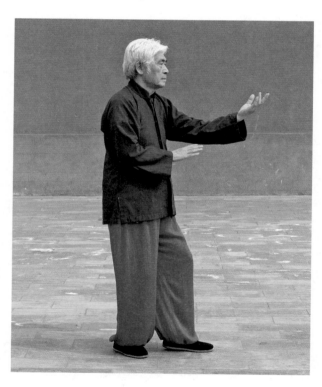

图 37

38. 狮子滚球③

　　右脚向前跨迈横垫，身体重心移在右腿；同时两手互为翻转（方法同前）。目视左掌心（图38）。

　　要点：两掌互为翻转，如球滚于两掌间，内气如珠滚而连动。

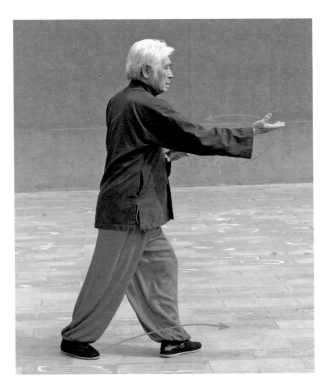

图 38

39. 进步搬拦捶

左掌变拳，自前向下划弧回收，并由脐之左侧再向前方圆转扣劲而出，拳背朝上，小指根含顶劲，腕根为扣控劲；右掌变拳，拳背朝上，右拳含按拉劲；同时左足直向往前迈步，右足蹬蓄，重心在两腿间。目视左拳（图39）。

要点：进左足时，要求"迈步如猫行"，上身要正直，步法和手法要随腰转动，整体含预动待发势。

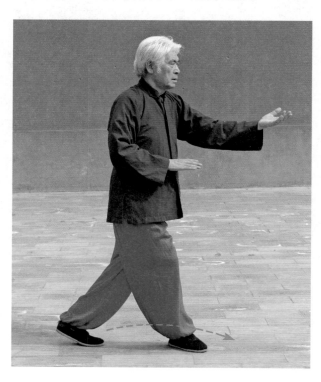

图 39

40. 进步搬拦捶②

接前式不停，右拳自下向前，经左拳背弧形向上发出，右足于右手打出时跟步，离左足半步，与前拳合劲落地"振跺"，右足发声时明刚暗柔，而所发之拳含抖弹劲；左拳下扣沿弧线回收至胸前；左足跟随前"振跺"之势稍离地。目视右拳（图40）。

要点：含胸松肩，腰身手足动作一致。前拳击捶时，正身正胯，用脊骨力，勿探身前倾。

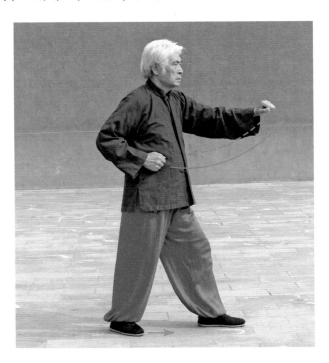

图40

41. 如封似闭

上体不动，同时往右撤步，左足撤至右足前，脚尖点地；右拳内扣变掌回抽，左拳变掌从右肘下穿，两掌相交叉为"十"字，即变立掌；掌心向外，双掌回抽于腹前。目视前方（图 41 ）。

要点：两臂须随身体后撤回收，双掌交叉时两肩不要缩或耸起，松肩坠肘。重心后移，坐实右腿，腰胯松，上体正直，腹松气沉。

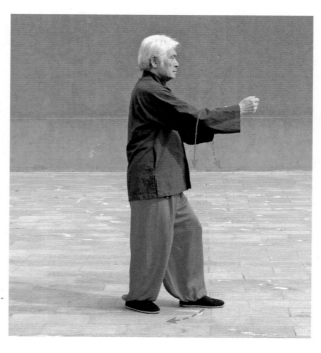

图 41

42. 抱虎归山

左足迈前，右足在后蓄劲跟步，两足相距半步；两掌由腹前向前上划弧线并前推，高与胸平。目视两掌虎口之间（图42）。

要点：向前迈步时，上体要正直，不要前俯后仰，注意胸腹齐进。

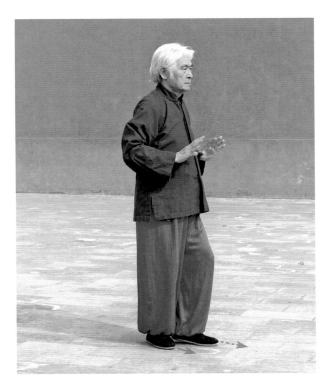

图 42

43. 右伏虎

重心换于右腿，以左足跟为轴，身体由正东转向正南；同时双掌变拳上下分动，右拳背朝上扣于腹前，左拳背朝外（前）护在左额上方，两臂呈弧形。（图43）。

要点：此式气势凶猛，两手过渡为伏虎式时，上下肢要相随，防止肩部上耸。

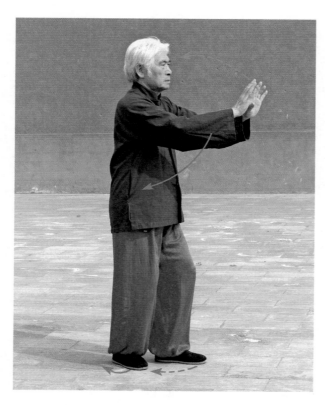

图 43

44. 十字手

两拳变掌，右掌上升，左掌下降，两掌合至膻中前变为立掌交叉；下同第 21 式（图 44）。

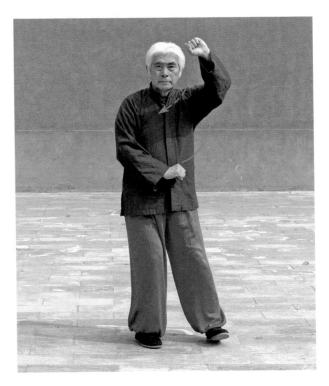

图 44

45. 开手

同第 22 式（图 45）。

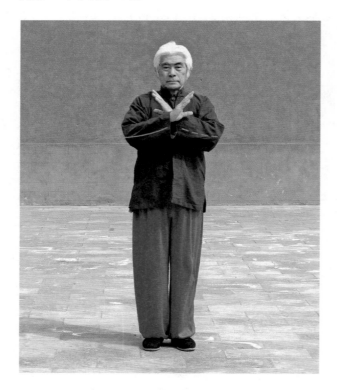

图 45

46. 合手

同第 23 式（图 46）。

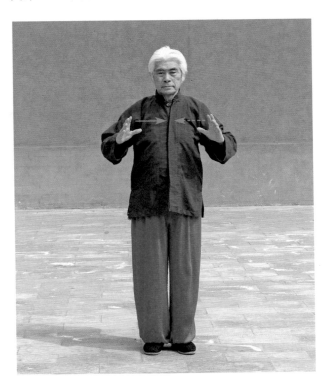

图 46

47. 右展掌

动作同第 32 式，但方向相反（图 47）。

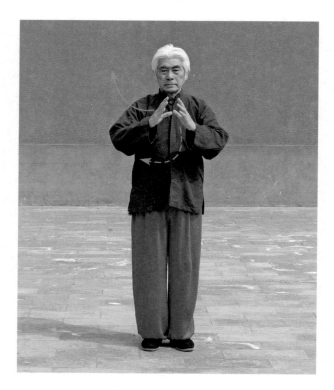

图 47

48. 右搂膝拗步①

动作同第 34 式，惟方位、手位、步法相反（图 48）。

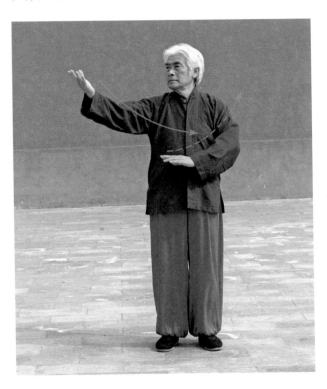

图 48

49. 右搂膝拗步②

动作同第35式，惟方位、手位、步法相反（图49）。

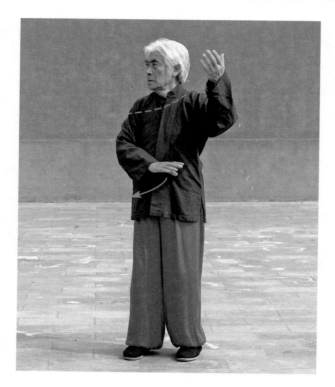

图 49

50. 手挥琵琶

　　左足后撤步，撤步远近以不牵动身体重心为适；右足同时往后跟至左足前，足跟距左足一拳，足尖着地；同时，右手掌前伸，左手掌后拉；左手指同胸高。目视右掌指（图50）。

　　要点：由搂膝拗步变手挥琵琶，重心前移和后坐时要求上体正直。左掌后撤回收要以腰为轴，松肩，坠肘，沉腕，节节贯穿回收，以身领手，不可先撤左掌不顾肩肘部分。定势要有下沉的气势，但精神仍具轻灵之意，两肩腰胯放松，不凸臀。

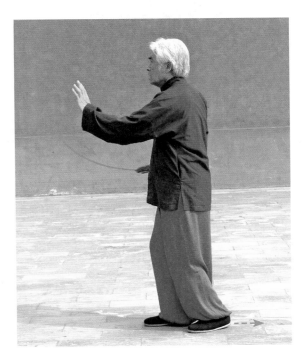

图50

51. 挤手①

同第 15 式（图 51）。

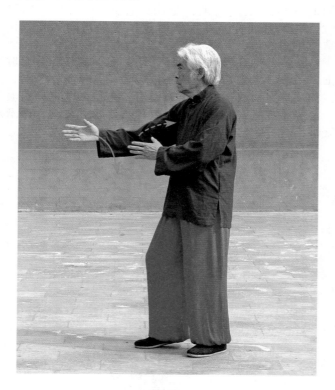

图 51

52. 挤手②

同第 16 式（图 52）。

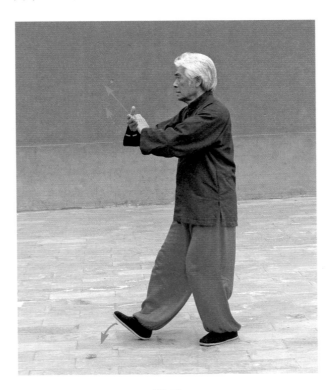

图 52

53. 懒扎衣①

同第 17 式（图 53）。

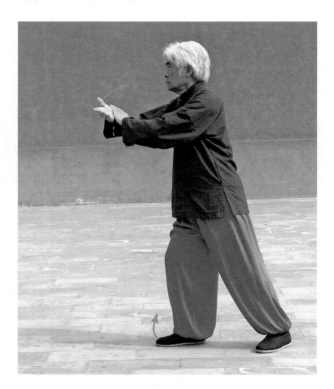

图 53

54. 懒扎衣②

同第 18 式（图 54）。

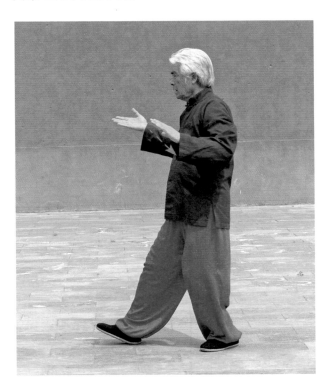

图 54

55. 懒扎衣③

同第 19 式（图 55）。

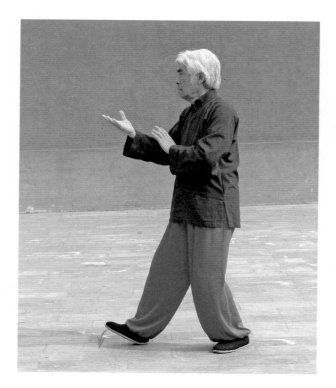

图 55

56. 懒扎衣④

同第 20 式（图 56）。

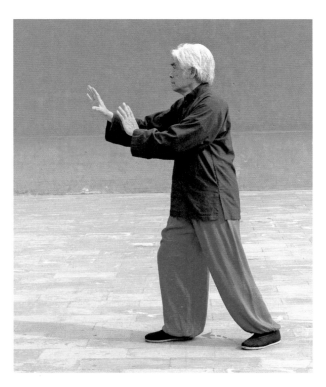

图 56

57. 十字手

同第 21 式（图 57）。

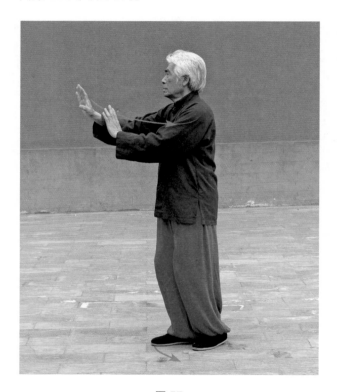

图 57

58. 开手

同第 22 式（图 58 ）。

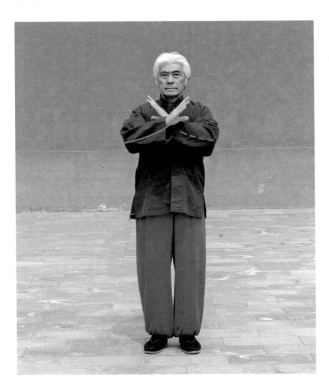

图 58

59. 合手

同第 23 式（图 59）。

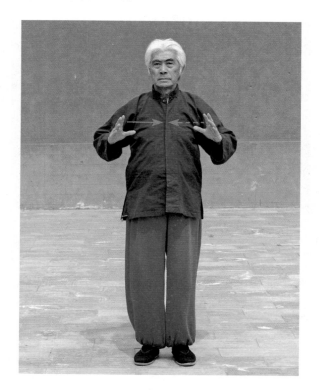

图 59

60. 横合掌

同第 24 式（图 60）。

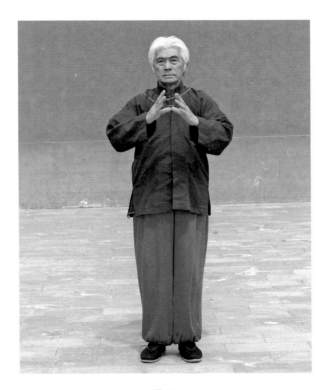

图 60

61. 单鞭

同第 25 式（图 61）。

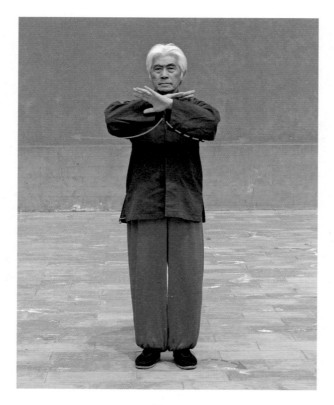

图 61

62. 握右拳左击

右足向左足上半步，同时右掌变拳自下向前上弧形击之，高与太阳穴水平；左掌由上向下按于脐下，虎口撑圆，微定气势。身体微向东南方，目视右拳（图62）。

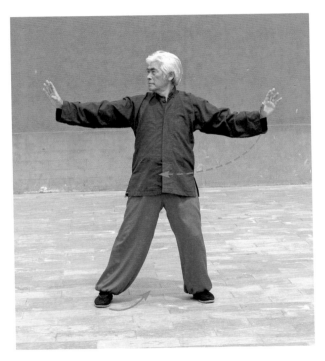

图 62

63. 退步靠劈掌

右脚后撤，右拳随身势后移之劲落于脐间，左掌由下向前上劈；前左足亦随之向后撤，足尖点地。目视左掌指（图 63）。

要点：肩松肘垂，体态自然。尤注意外三合（即肩与胯合，肘与膝合，手与足合）。

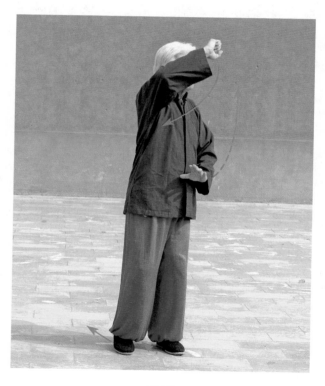

图 63

64. 换式

左足向左后撤，全脚踏实负重，右足尖自然翘起；右拳外翻变为掌心朝上，经左肘下横穿向前上（如八卦掌穿掌之劲势），掌之中指与鼻齐高；左掌由里向外翻变为掌心朝上护心。面对东南，目视右掌指（图64）。

要点：移动身体重心时，上体要平稳，臀部不可外凸。双掌以意气联系，又似接托物状。

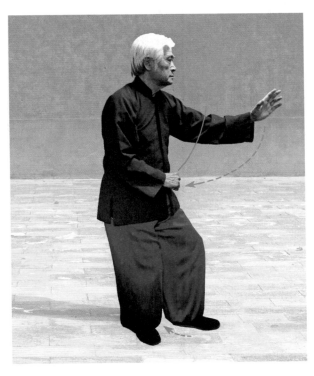

图 64

65. 右式倒撵猴①

右脚尖内扣，全脚掌踏实负重，并与左足成倒八字，左足跟稍离地；同时向胸前扣转右掌，掌心朝下，左掌随之内裹，掌心朝上，双掌指相对。上体转向西北，目视西北（图65）。

要点：手、脚动作要一气贯穿。

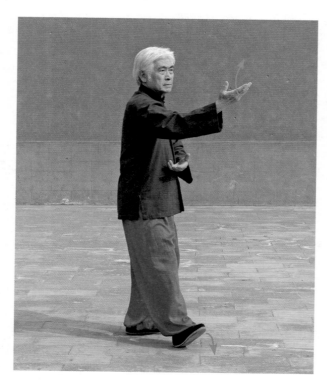

图 65

66. 右式倒撵猴②

上劲不停,上体由西北转向西南,右掌从右胸往左搂一弧线,呈立掌在前;同时左足斜往左迈步,右足跟随半步,足尖着地;左掌心朝下按于左肋下侧。目视右手掌指(图66)。

要点:右掌行推按劲,左掌行按拉劲。两手的屈直,都与搂膝拗步相同。推按拉时转腰松胯。

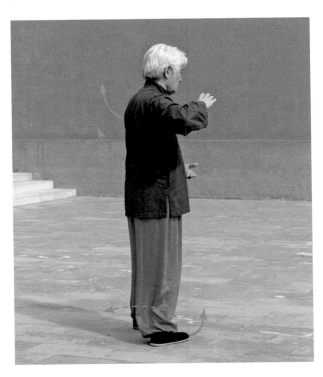

图 66

67. 左式倒撵猴①

右脚向后撤，左足尖虚翘，足跟行拧劲往里扭转；同时提右足随身转向西北，足跟落地；在提撤右足和扣落左足时，左掌经耳侧翻扣于左面前，右掌由外向里扣翻于右肋间。目视前下45°（图67）。

要点：撤步时，前脚掌先着地，再慢慢踏实。身体不能忽高忽低，须平衡稳定。

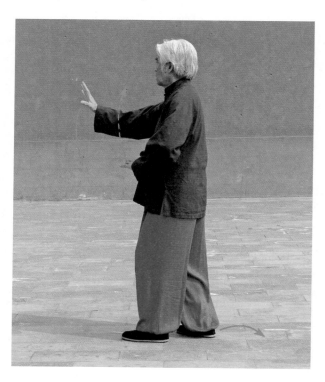

图 67

68. 左式倒撵猴②

上体转向西南，右足提回与后左足成45°角，足尖顶地，即向西南迈步，左足跟步而催身进；左掌为立掌推按，右掌呈按劲向下于右肋下侧，左足随之跟步，足尖顶地。面对西南，目视左手掌指（图68）。

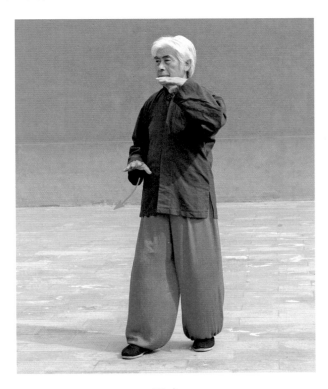

图 68

69. 提手抱

上体由西南转向正南，左足后撤，右足尖顶地撤距左足半步；两臂随之向自身折回，左臂屈肘横置于胸前，左掌心朝下，右掌向左下方穿并由里向外翻，掌心朝上。目视前下（图69）。

要点：两臂相搭，左上右下，含抱合之劲。

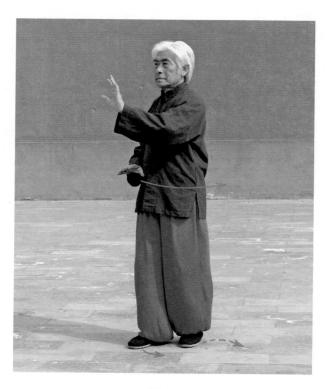

图 69

70. 白鹤亮翅

上体不动，松腰坐胯；右掌向前钻翻转至右胸前变为立掌，左掌沉肘自下至左胸前，两掌虎口相对；下同第29式（图70）。

要点：此式以两臂动作为枢纽，练习胸背两胁之伸缩力，开合自然。

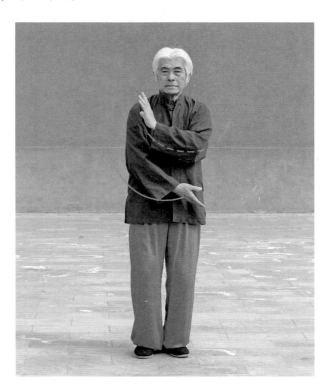

图 70

71. 开手

同第 22 式（图 71）。

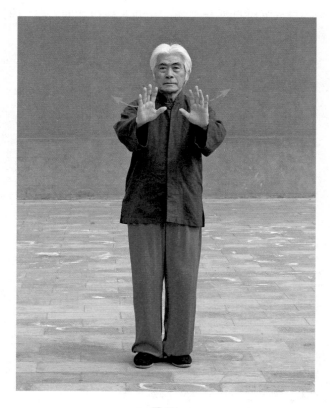

图 71

72. 合手

同第 23 式（图 72）。

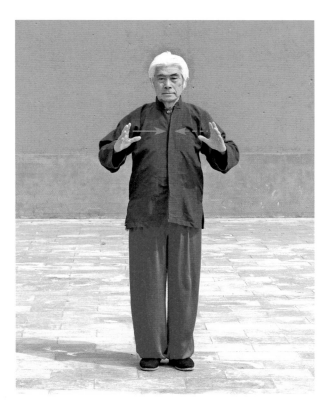

图 72

73. 左展掌

同第 32 式（图 73）。

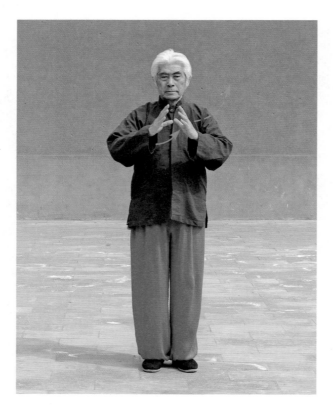

图 73

74. 右展掌

同第 33 式（图 74）。

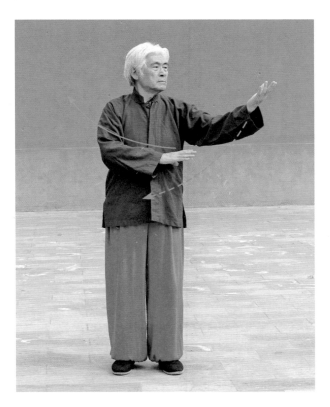

图 74

75. 左搂膝拗步①

同第 34 式（图 75）。

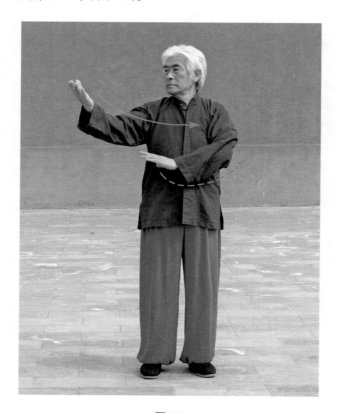

图 75

76. 左搂膝拗步②

同第 35 式（图 76）。

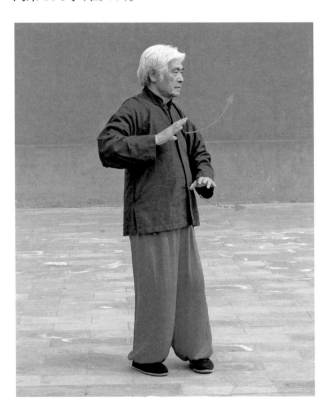

图 76

77. 狮子滚球

同第 36 式（图 77）。

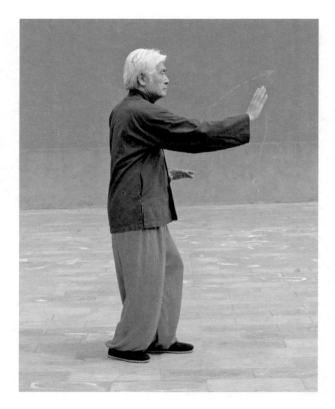

图 77

78. 弓探式

　　左脚向前脚垫步，左腿下屈，坐身；同时右掌心朝上，向前下斜行穿伸，左掌由左至右护右侧，指尖朝右，掌心朝下；两臂呈交叉状环抱。面东，目视右掌心（图78）。

　　要点：注意头正而不低俯，身坐而不倾屈。

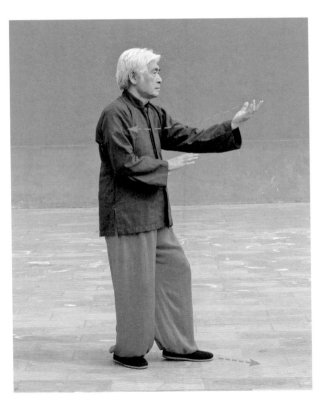

图 78

79. 右手展翅

上体前移而起；同时双掌左右分展，并回撤前左足，足尖顶地；右掌高举过头，左掌按于胯前。面东，目视前下 45°角（图 79）。

要点：右掌呈拨劲，左掌呈按劲，两掌如一掌，形异而一力。

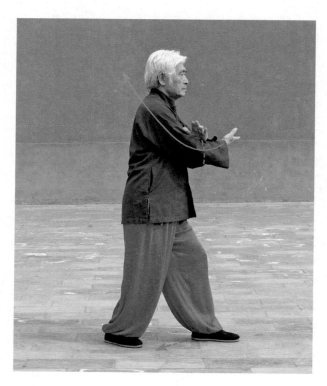

图 79

80. 海底针

左足撤至右足前，足尖顶地，同时右手手心转向上，往下往后划弧经右额前按至左脚面；左掌按劲不变；折腰下沉，两腿微弯曲。面东，目视右掌（图80）。

要点：左足后撤足尖顶地时，右腿要渐渐下蹲，重心由右腿支撑。左掌必随重心前移，后坐行按劲。两臂微屈。右掌向前下按应随右腿下蹲和折腰而动，肩催肘，肘催手。折腰时，颈脊至腰脊成一直线，头正而不低俯，身坐而不倾屈。

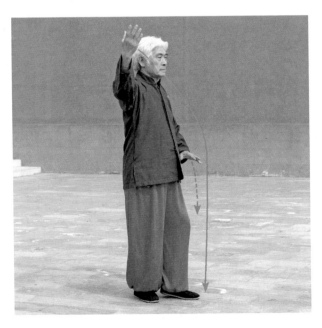

图80

81. 三通背

立身，右掌向前外翻转，随立身往上抬至右额前，掌心向前护额，左手同时从胯处变立掌蓄前推劲；右足不动，左足于两手动作的同时向前迈呈弓步。面东，目视左掌（图81）。

要点：

①左脚前迈时，右腿坐实，身体不要摇晃和前俯后仰，速度要均匀。

②右臂蓄上挑劲，左掌蓄前推劲。松肩沉肘，以通脊力。

③练此式时，要以舒顺为原则，先将脊背之力运于两臂，再运于左掌。左掌心之力，与左肋骨相应，作向前之势。发劲时，头须顶劲，下颔内含。

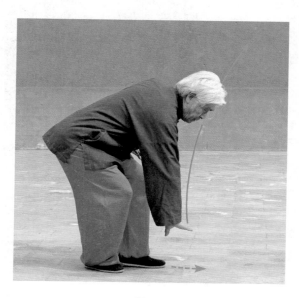

图81

82. 翻身三通背

　　续以腰为轴，左足尖上翘，向右转体，转到面向正南，右足翘起扭直落实；同时左手向上划弧，手背护左额，右手自右额处向前推出与肩平、坐腕；以下与第81式三通背同，惟方向相反。面南，目视右掌（图82）。

　　要点：同第81式"三通背"。

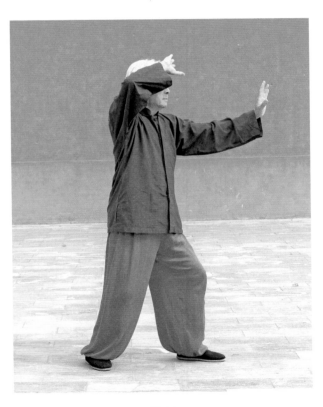

图 82

83. 猛虎坐洞

上身动不停，左手由左前额往前伸与右手齐，两手心相对；同时右足撤到左足斜后方；两手虚握拳从前往后下划弧到小腹处，同时左足回撤至右足前，足尖顶地。身体转向正西，目视前方（图 83）。

要点：松腰坐胯，身体重心在后右足。

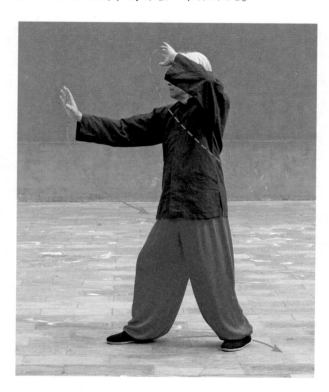

图 83

84. 进跟步十字拳

两拳相搭，左上右下；右足极力蹬劲，催左足往前迈步，身体重心仍在右足；两拳迅速向前上蹿出，拳心与口鼻相对。面西，目视双拳（图84）。

要点：身体正直不要起伏，松腰坐胯。

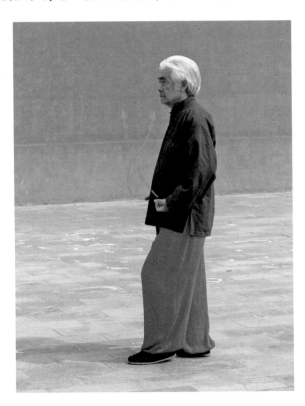

图 84

85. 金鸡独立

　　上体不动，先提左足向前垫半步，后右足尖提并于左足腕内侧，右足跟离地；同时两拳变掌外翻，掌心朝前，横抱胸间。面西，目视双掌（图85）。

　　要点：身体正直，松腰坐胯，屈膝。

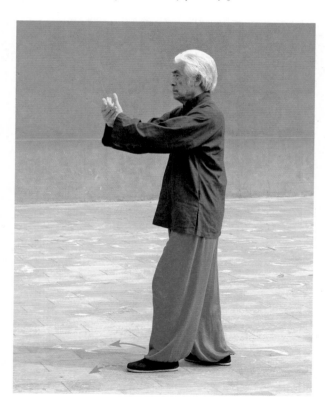

图 85

86. 双合掌推进

沉腰，左足呈踩劲，右足前迈一步，同时左足紧跟上步；双掌相合，右掌在上，左掌在下，左掌心朝外。面西，目视左掌背（图86）。

要点：上体正直，双掌相合，一气呵成。

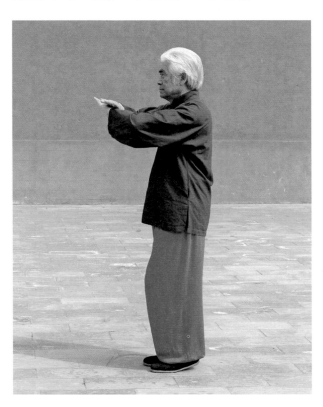

图 86

87. 望眉展甲

身体由右转向左，面南；一气贯串，以腰为轴，左足催右足横进其身呈"撮劲"，同时展掌如开弓，左掌心朝外护左额，右掌心朝下向右正方发掌。目视右掌（图87）。

要点："撮劲"和"发掌"要一气贯穿，同时进行。

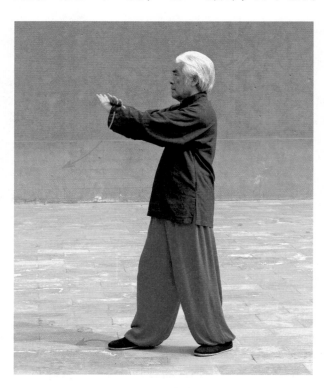

图 87

88. 十字手

右脚向左脚并而起身，下同第 21 式（图 88）。

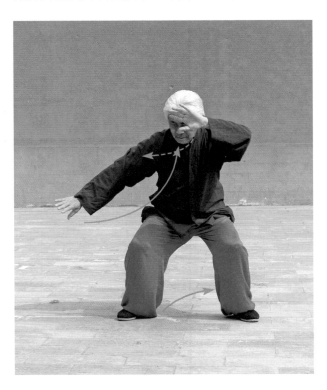

图 88

89. 开手

同第 22 式（图 89）。

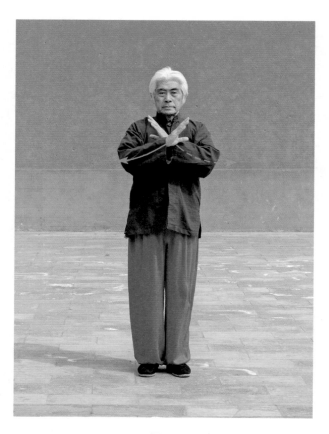

图 89

90. 合手

同第 23 式（图 90）。

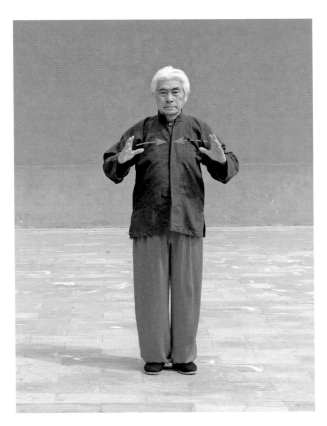

图 90

91. 横合掌

同第 24 式（图 91）。

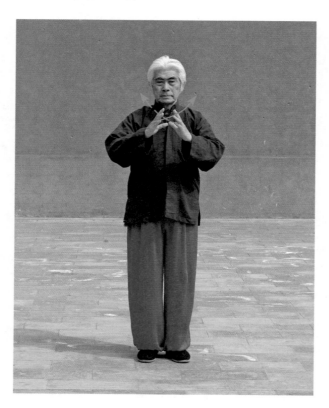

图 91

92. 单鞭

同第 25 式（图 92）。

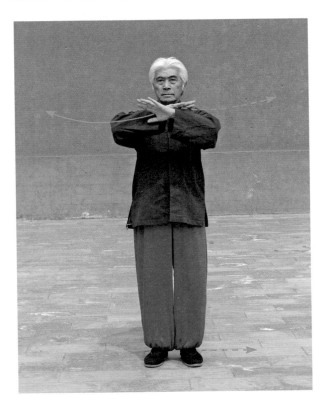

图 92

93. 云手①

身体重心移于右腿，身体渐渐右转；左手向下，向右划一半圆，划至右肩下稍停，双掌心均朝西，呈斜立掌；同时，左足向右足靠拢，足尖顶地。目随左掌下移视前右掌指（图93）。

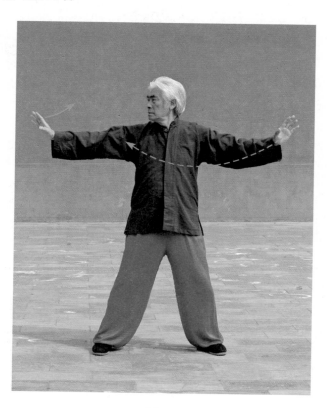

图93

94. 云手②

左手从右肩下向上向左划一半圆，右手向上向左划一半圆，至左肩下稍停；在左右手动作时，左足向左横迈，左右手划至左边时，两足尖向左边微斜。目视左掌虎口（图 94 ）。

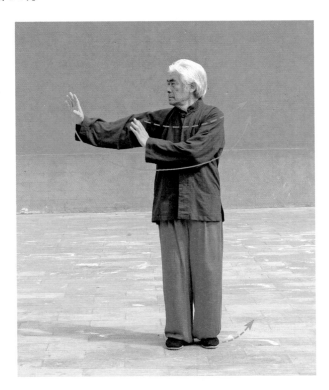

图 94

95. 云手③

上身动不停，右手向上划，左手向下划，两手划至右边时，左足又横向左迈步；左手续向上划，右手向下划，右足跟进，如此循环三次；左右手向上划时，翻掌心向外。目视左掌虎口（图95）。

要点：云手①、②、③身体转动要以腰脊为主，松腰，松胯，保持立身中正。两臂随腰运转要圆活，经下面向左或右向上运时要含上抄之意；运转到上面的左或右肘不可抬起。同时，头宜正直，胸宜稍含，两腿微屈，腿力上提。两手运行与两足挪移速度应一致。练时，左手向右，身体向右微转；右手向左，身体向左微转。提脚时脚跟要先离地，踏下时脚尖先着地。踏下的脚跟一经踏实，另一脚的脚跟迅速离地。

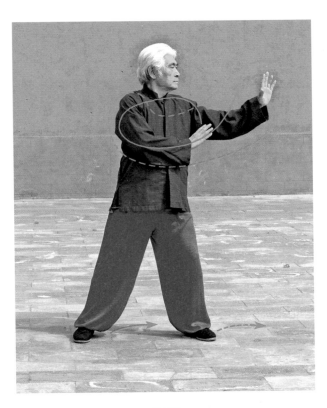

图 95

96. 右掩肘

右脚后撤，松腰坐胯，与左脚呈马裆步；同时左掌变拳，拳背朝下，屈肘与左膝相对；右掌变拳，拳背朝上于脐前。面向南偏东，目视左拳（图96）。

要点：左拳向右裹动，右拳行拉劲。双臂贯穿成一合劲。

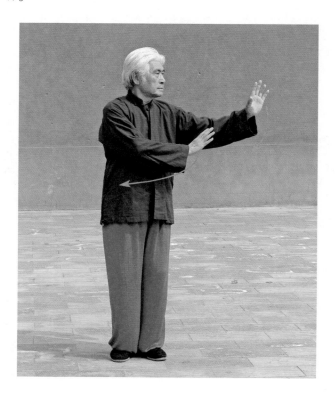

图96

97. 左掩肘

　　向左后撤，左步踏实，与右脚相合呈半马裆步（左腿负体重六分，右腿四分），身转向东北；右拳从脐前伸出，屈肘与右膝相对，左掌回拉于脐间，势同"右掩肘"，面向东北。目视右拳（图97）。

　　要点：同上式。

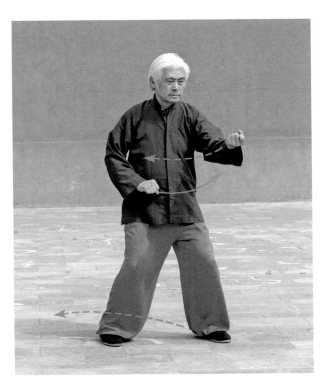

图 97

98. 侧身十字手

身体起立，右足向左足并步；两手腕交叉相搭，状如"十"字，右腕交叉于左腕之下，两臂向内弯抱至胸前。面对东北，目视前方（图98）。

要点：两腿起立，全身要放松。上下相随，务必协调。十字手的两臂须呈环形，松肩沉肘。

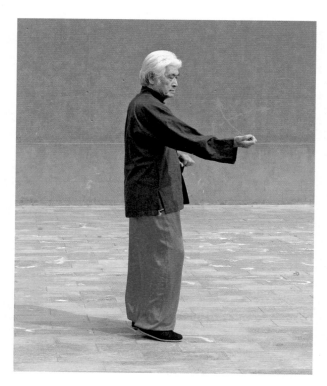

图 98

99.右蹬脚

左脚尖稍外撇踏实，坐实左腿，重心渐移左腿；两掌向左右分开，右脚同时以脚跟慢慢向右（即东南向）蹬出，脚尖朝上，左腿随右脚蹬出时渐渐起立，膝仍微屈。目向右掌虎口平视（图99）。

要点：两手分开要和右蹬脚一致，两臂不可伸直，肘部略沉，低于腕部，并坐腕。身体要稳定，不俯不仰，为使身体平衡，只有"虚灵顶劲"和"气沉丹田"。分手和蹬脚要协调。

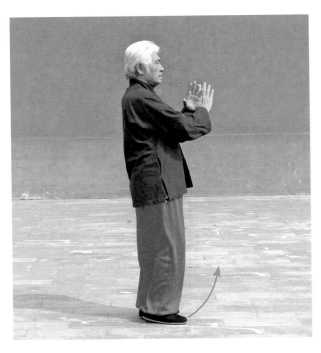

图 99

100. 左蹬脚

右脚扣步于原地，两手由左右下落收至脐前合抱，左腕交叉于右腕之上；两臂慢慢上举成"十"字，手再向左右划弧分开，平举于身体两侧（肘微屈，手心向外），左腿同时屈膝提起，左脚以脚跟为轴，慢慢向左前方（即西北方向）蹬出，脚尖朝上。目平视左掌虎口（图100）。

要点：同上式。

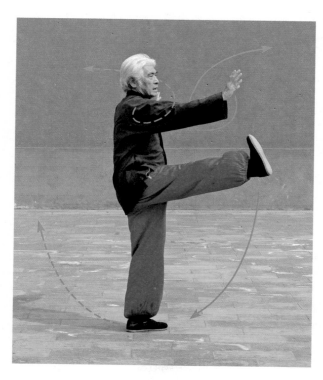

图100

101. 偏左转身

左脚落于右脚旁，脚尖点地，同时两手由左右下落收至胸前合抱，左掌在内，右掌在外。目视西北（图 101）。

要点：身体要稳，右脚内劲蓄实负重。

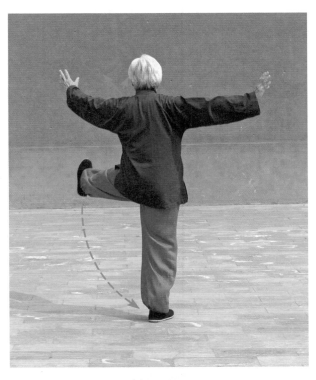

图 101

102. 侧身左蹬脚

两掌变拳向左右分，平展于身体两侧，拳眼相对（肘部微屈）；同时左腿屈膝提起，左脚向左前方（正西）以"抖弹"之劲横蹬。面北偏西，目视左拳眼（图102）。

要点：冲拳和蹬脚同时动作，发劲时身微向前探。爆发劲于拳、脚之中。其他要点同第99式。

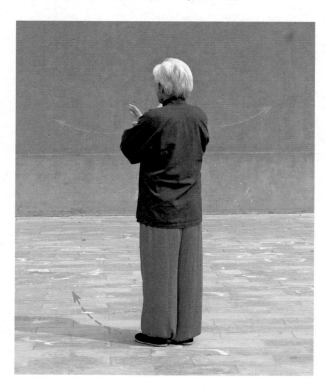

图 102

103. 左顾

　　向左前方落迈其左脚并负重，后右足随之蹬地，带动身体向前，呈左弓步；同时，左拳下落于左胯侧，拳面朝上，随身势之动向左前方推出，拳尖朝上。面西，目视右拳（图 103）。

　　要点：右手推出时，要沉肩坠肘坐腕，身体不可前俯后仰与松腰，弓腿上下协调。向前迈步时，要掌握好身体重心的变换。

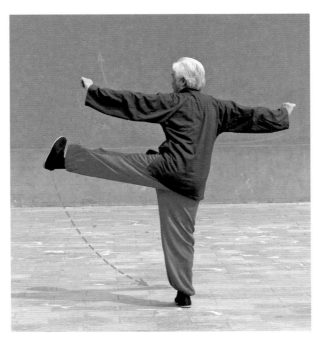

图 103

104. 右盼

身稍向右转，右足向前横跨垫一步，两腿呈交叉状，重心在两腿之间；左拳由左往右旋，右拳拳面朝上，扣按于小腹胯旁。面向西偏北，目视左掌（图104）。

要点：当右足向前横跨垫步时，两臂应行裹劲而至。

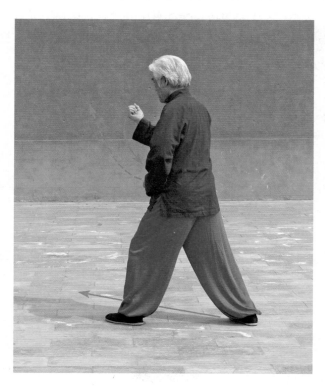

图 104

105. 栽捶

　　左足向左前方跨迈，呈马裆式，左手翻至手心向下握拳，拉至左跨旁；右拳自右胯向上向后划弧经右耳侧向前下栽捶，身体随之弯曲。目视右拳（图105）。

　　要点：上体随右拳下栽应折腰，沉腰胯。折腰时颈脊到腰脊保持直线，最忌头顶下垂。

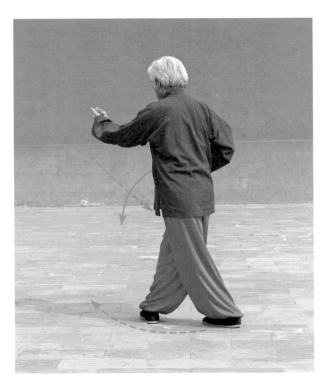

图 105

106. 翻身撇身捶

左足里扣，身体同时直起，右转；随着转体，右拳从右额自前往后划一弧线，拳心朝上撇；左拳护腰不变。面东偏北，目视右拳（图106）。

要点：本式扣步翻身，腰步并用，为立圆之劲。右拳打出时，右臂不要伸直，沉肩坠肘。

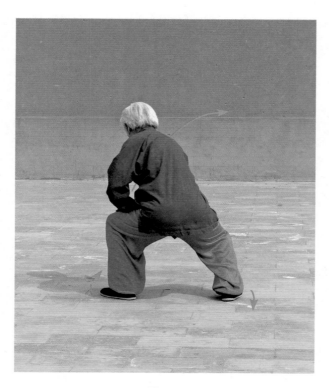

图 106

107. 撤步高探马

重心全部移于左腿，提右膝，身体高耸，向前探出；左拳变掌，掌心朝下扣右膝上。面向东，目视右拳（图107）。

要点：手足动作须协调一致，含胸松肩，运腰脊之力。上体不可后仰，提右膝时，气沉于小腹。

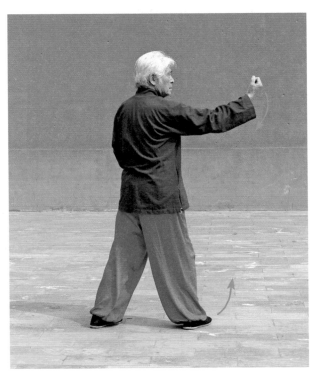

图 107

108. 扭步撮掌

右足向前下落横垫于地，同时以腰为轴身向右转；两腿交叉成剪刀，相合一力，后左足尖着地；两臂顺、逆螺旋齐动，左手推顶，右手拉按。面向东，目视左掌指（图108）。

要点：松腰坐胯，两掌交错前后行分劲，如撮物状。

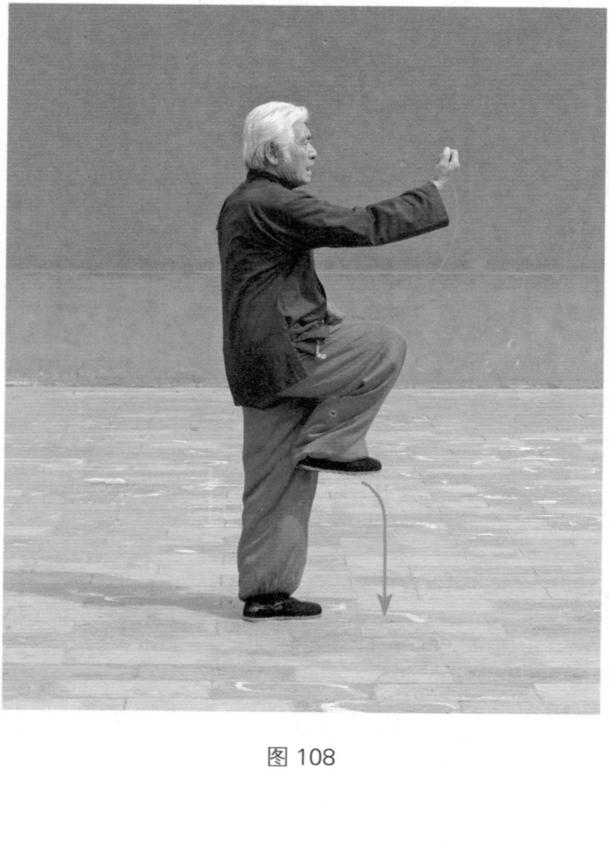

图 108

109. 怀中抱月

左脚继续向前方横跨垫步，重心在两腿之间；左掌心由里向外翻转，掌心朝上，身体稍向左转，后右肘外侧稍向前动。面东偏北，目视左掌心（图109）。

要点：立身中正，手足协调一致。

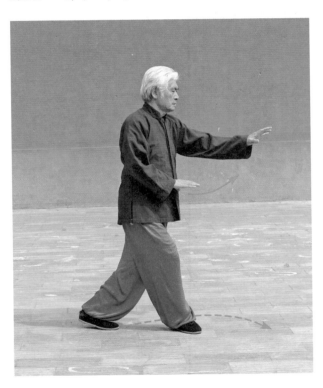

图 109

110. 单起脚

上身动不停，重心前移至左足，右脚向前直踢，右掌前伸拍击右脚尖；左掌心朝上护在左胯旁。面向东，目视右脚尖（图 110）。

要点：右脚直踢，左腿微屈负重。踢出之劲，发于腰脊，达于脚背脚尖。气沉而不浮，身正而稳。

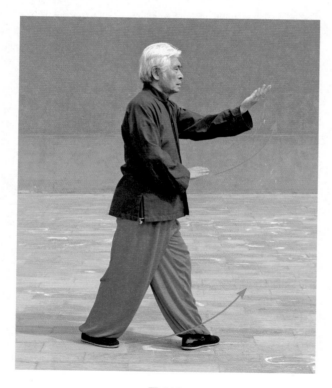

图 110

111. 退步靠踏掌

右脚向后落步，左足顺势后撤半步并催身向后坐实；左掌前按，右掌踏按于腹旁。面对东南，目视左掌（图111）。

要点：身向后坐移时呈靠劲，而双掌左上右下前后相错而出及拉回，右掌呈踏按劲。身、手一定要协调。

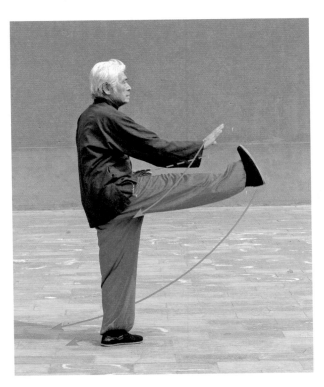

图111

112. 退步抹掌

重心稍移向右脚，同时左足尖划弧向右脚并而再顺势后撤；右掌穿向左肘上端，随撤步之势，双掌交叉分展，掌心向下为抹劲，并提右足随身势的后移而后撤，足尖点地，左腿负重。面东南，目视右掌（图 112）。

要点：退步和抹掌同时进行，贯穿一气。

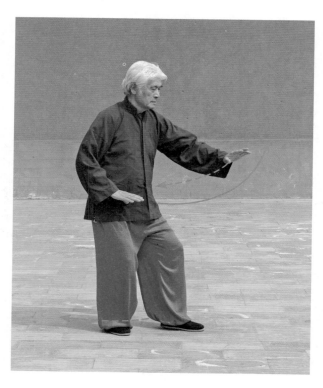

图 112

113. 披身伏虎①

两臂屈肘划弧，左掌从下往左侧至面部划弧，右掌由前往右往前划弧与左掌相错，左上右下呈斜立掌；同时右足经左足内侧向右极力横垫其步，足跟先着地，重心在两腿之间。面东偏南，目视左掌（图113）。

要点：立身中正，两臂呈弧形环抱，肩不上耸。气势凶猛，含神于体。

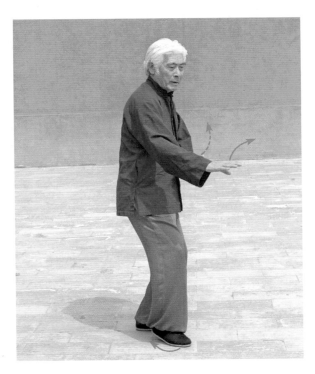

图 113

114. 披身伏虎②

上身动不停，身右转使右腿负重，左足跟自然翘起，足尖着地；两掌交叉为十字掌状，掌指朝上。面南，目视南偏东（图114）。

要点：意寓左脚。十字手的两臂呈环形，松肩坠肘。

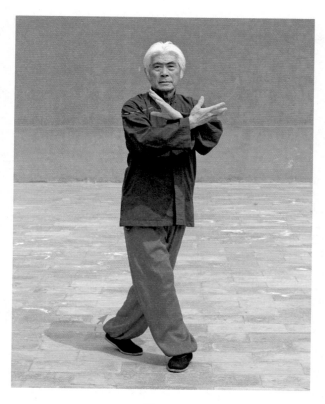

图 114

115. 左开飞蹬脚

重心不变，右腿稍屈，全身主力向内收敛，身上耸，两手左右分开，同时左足向东南前蹬，足踵用力，足尖朝上。面向南，目视前方（图 115）。

要点：身须直立，不可前俯。蹬出之劲，发于腰脊，达于足踵。

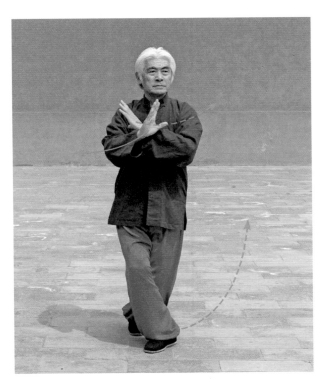

图 115

116. 右转身①

左足往右前方落、扣，并负重，两臂屈肘在胸前抄抱，左臂在上，左掌呈斜立掌，掌心朝外。右臂在下，掌心朝上托左肘。面向西南，目视前下方（图116）。

要点：两臂屈肘抄抱含抱穿之劲；如"八卦"穿掌势劲。俯首而神在其中。

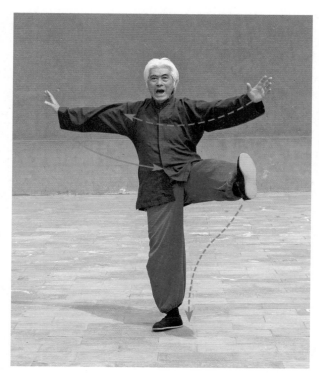

图116

117. 右转身②

身由左向右转，使面朝北（还可以以右足掌为轴，速一气向右转至背朝南）；提右脚向右撤而横垫其步，以使左脚划弧向右脚迈扣，双臂撑圆，腕高与肩平，右手在外，呈斜立掌，左掌在里，掌心朝外。目视下方（图117）。

要点：头微上顶，下额稍后收。两臂环抱时圆满舒适，沉肩垂肘。

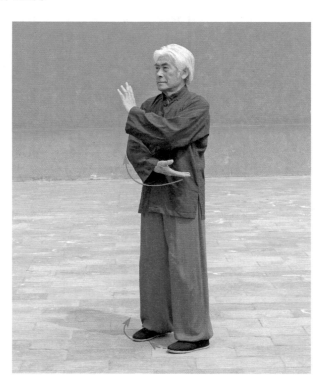

图 117

118. 右开飞蹬脚

身由左稍向右转，面对东北，左腿负重膝稍屈，全身之力向内收敛；身上耸，两手左右分开，同时右足向东南前蹬，足踵用力，足尖朝上。目视右脚和掌指（图118）。

要点：身须直正，不可前俯。蹬脚之劲发于腰脊，达于足踵。

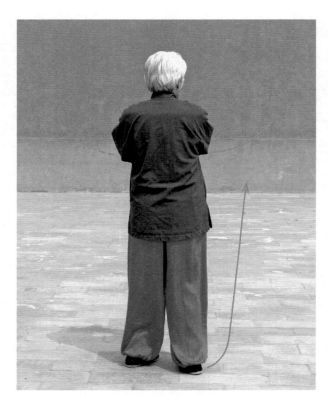

图 118

119. 拗步右顾

　　右脚向东南落步，足尖指向右斜角，重心随之前移；身以腰为轴向右转，右手心朝下随之落在右胯间，左掌由左向前至左胸前；后左足随身动，目视右掌足跟稍（图119）。

　　要点：松腰坐胯，右腿负重。两臂屈肘呈环状。

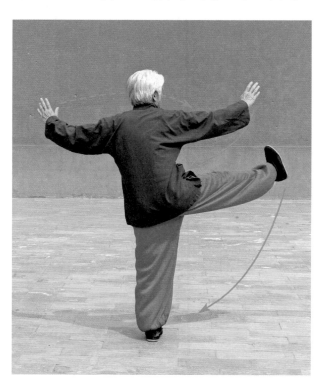

图 119

120. 进步搬拦捶①

面东，目视正东。其他同第 39 式（图 120）。

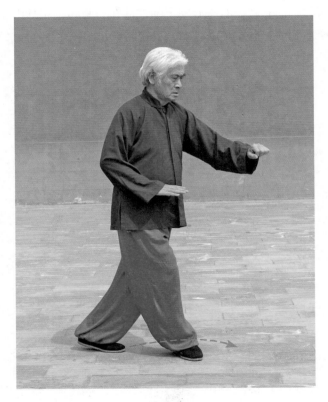

图 120

121. 进步搬拦捶②

同第 40 式（图 121）。

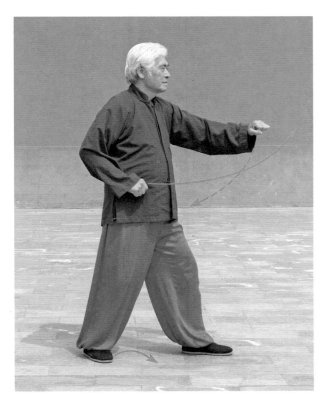

图 121

122. 如封似闭

同第 41 式（图 122）。

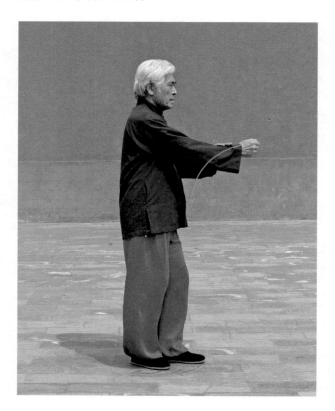

图 122

123. 抱虎归山

同第 42 式（图 123）。

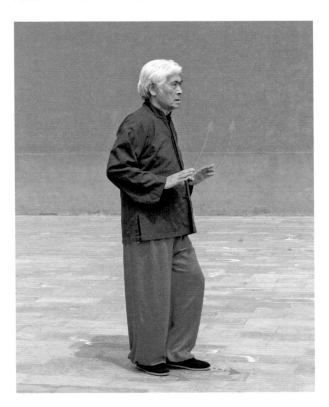

图 123

124. 右伏虎

同第 43 式（图 124）。

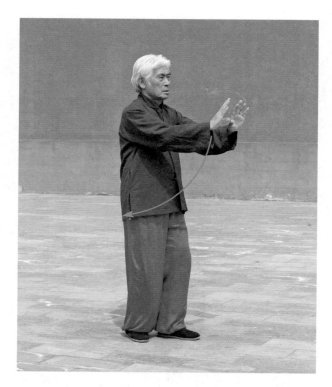

图 124

125. 十字手

左拳自额前向下移，右拳由腹向胸移，两臂环抱，两掌相搭呈十字状；同时左脚全部掌落地负重，右足向左足裹侧提并（图125）。

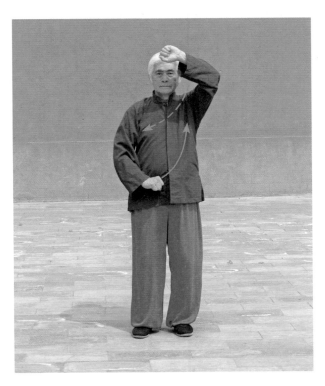

图 125

126. 开手

同第 22 式（图 126）。

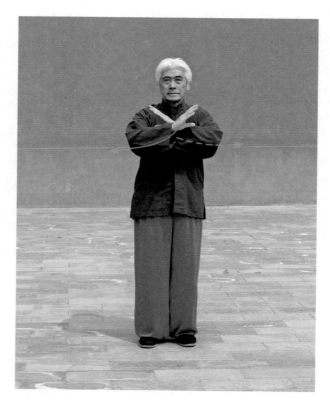

图 126

127. 合手

同第 23 式（图 127）。

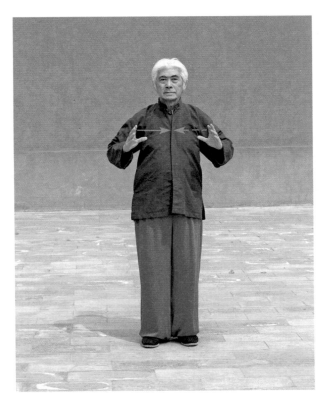

图 127

128. 右展掌

同第 33 式（图 128）。

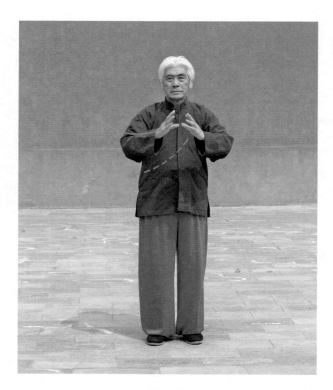

图 128

129. 右搂膝拗步①

同第 48 式（图 129）。

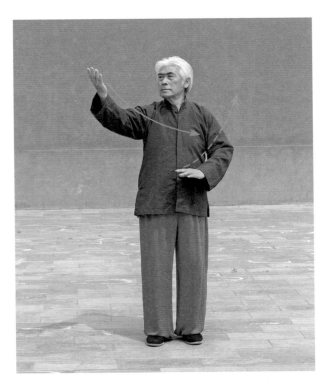

图 129

130. 右搂膝拗步②

同第49式（图130）。

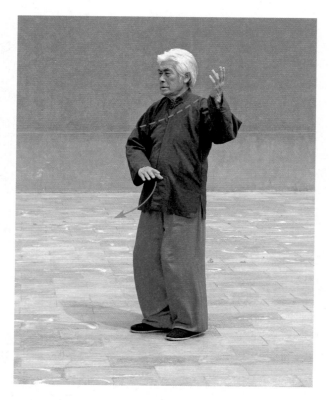

图 130

131. 手挥琵琶

同第 50 式（图 131）。

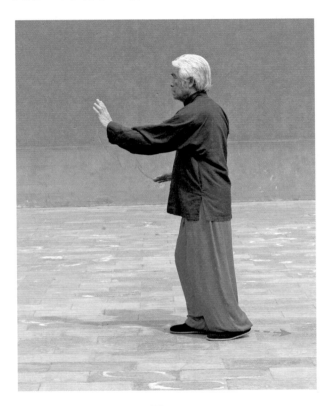

图 131

132. 挤手①

松腰坐胯，左脚屈膝负重，右足前迈一步，足跟着地；双掌心相对，屈肘回收，右掌在前，左掌在后；下同第15式（图132）。

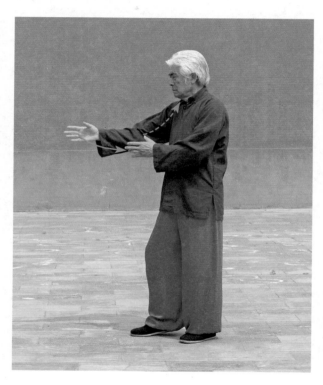

图 132

133. 挤手②

同第 16 式（图 133）。

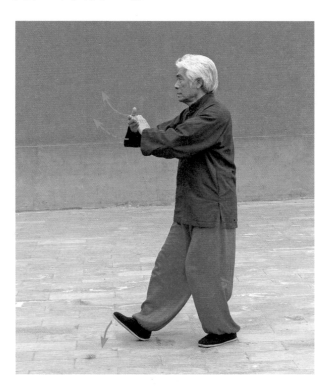

图 133

134. 懒扎衣①

同第 17 式（图 134）。

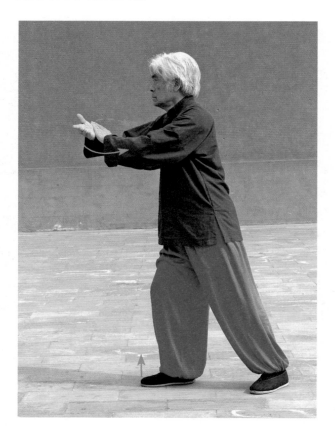

图 134

135. 懒扎衣②

同第 18 式（图 135）。

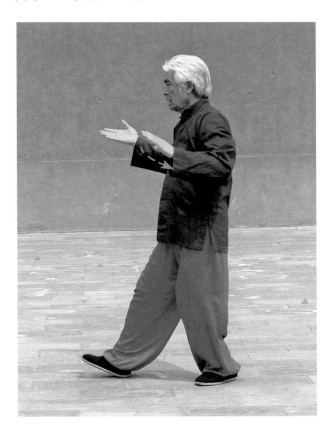

图 135

136. 懒扎衣③

同第 19 式（图 136）。

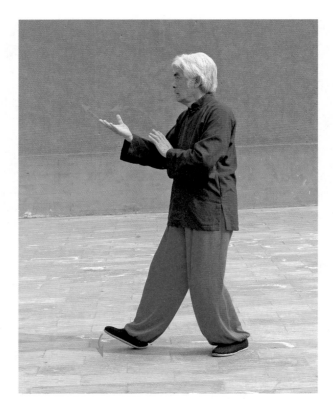

图 136

137. 懒扎衣④

同第 20 式（图 137）。

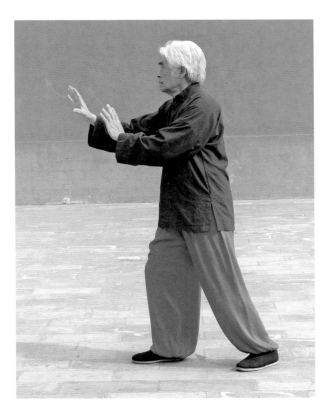

图 137

138. 斜位开手

右足后退与左足并步负重；下同第 22 式，惟面对西南（图 138）。

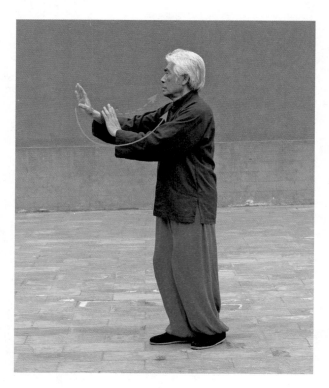

图 138

139. 斜位合手

动作与第 23 式同。惟面对西南（图 139）。

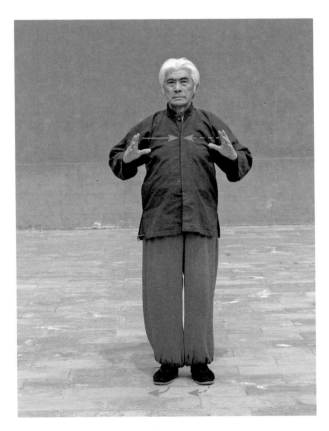

图 139

140. 斜位十字手

步型、方向不变，稍沉腰；其他同第 21 式（图 140）。

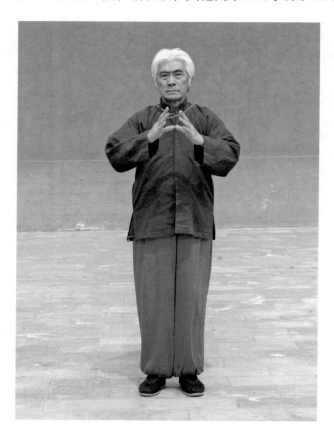

图 140

141. 斜单鞭

动作与第 25 式同，惟面对西南（图 141）。

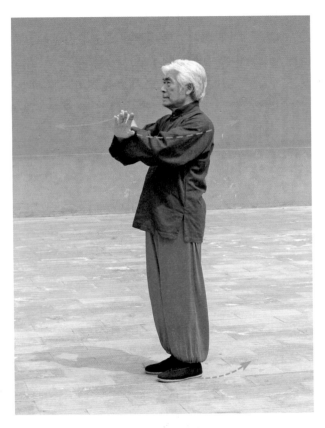

图 141

142. 退步左劈掌

右掌弧形收至腹前，掌心朝上，指尖朝左前下；同时左掌弧形向下与后右掌斜对前出发"抖弹"之劲；左腿负重，右脚经左脚里侧随掌动发力撤步坐实，左足尖点地。面对西南，目视左掌背中指中节（图142）。

要点：左掌发"抖弹"之劲与右脚发力后撤动作一致；注意后肩不可向前扣使两肩平行；同时，腰要塌，头要顶。

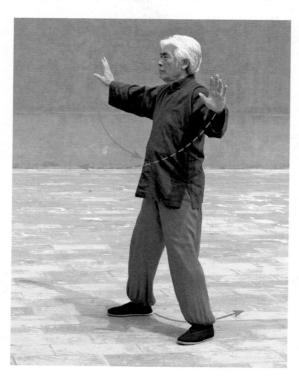

图 142

143. 退步右劈掌

左掌弧形收至腹前，掌心朝上，指尖朝右前下；右掌与左掌斜对前出发"抖弹"之劲；右腿负重，左脚经右脚里侧快速随掌动向后发小撤步，右足尖点地。面西偏南，目视右掌背中指中节（图143）。

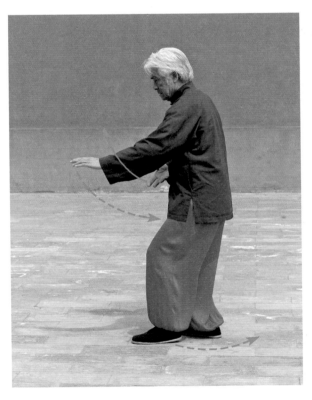

图 143

144. 右后转身

以腰为轴向左转至正南，左脚负重；随转身之势右足跟离地，足尖点地；两掌心相对上下弧形抄抱，左臂在上，左掌呈斜立掌；右臂在下，右掌心朝上托肘。面南目视南方（图 144）。

要点：右掌心朝上托左肘时，右手拇指有外翻之意。其他要点与第 116 式同。

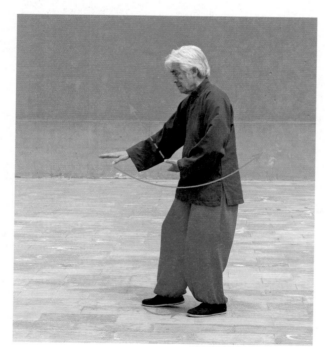

图 144

145. 野马分鬃

以腰为轴，身体由南向西转 360°角，两臂相背弧线展开，右手掌心翻向下，左掌高、右掌低，置于右胯侧。同时，右脚向右迈垫为横，连提左足向右极力扣垫其步；再提右步仍向右横垫，随之提左步向右扣步，足跟着地。面南偏东，目视左掌虎口（图 145）。

要点：此式如野马奔驰，两手分展如马之头鬃左右分披。动作枢纽在腰胯，手步开合须与腰胯一致。头用顶劲，勿偏侧。全身舒展，自然活泼。

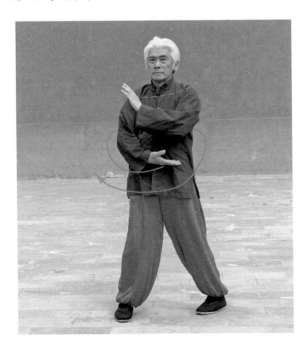

图 145

146. 转身童子抱瓶

以腰为轴，身稍左转，右足随身转向左脚跟，两足相距半步。右足尖偏前着地。左掌向后外翻，掌心朝上，右掌自后向上顺时针转至左胸前，指尖靠近左臂中节上方。目视南偏西（图 146）。

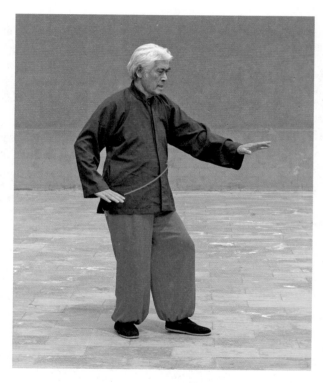

图 146

147. 右拗步采挒

以左足尖为轴，右足向右横垫，足跟先着地，随上体不断向右转至正东时右腿屈膝半蹲负重；两掌随身动，右掌心朝下护右腹，左掌在左前，掌心朝上。面东北，目视左掌（图147）。

要点：右掌行采劲，左臂为挒劲，两臂相合一力，随身向右齐动，含神于肘节之前臂内侧。

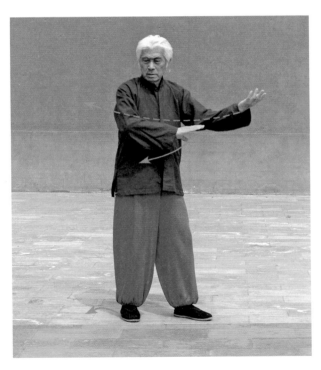

图 147

148. 懒龙右卧道

屈膝全蹲，右脚全掌着地，脚尖外展，后脚前掌着地，两腿靠拢贴紧，臀部尽量坐于左小腿接近脚跟处；左拳掌心朝下，屈肘经头前划半圆弧扣按于小腹前，右掌向后经右胯，向上划弧翻转至头前，掌心朝前，掌指朝左侧。面西北，目视前方（图148）。

要点：塌腰、坐稳，两腿靠拢贴紧。屈膝全蹲之际，裆间合住劲，下盘如枯树盘根。

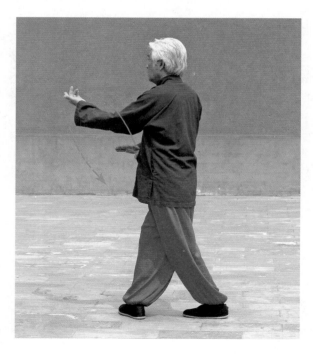

图 148

149. 左拗步采挒

重心升高；左掌变拳，拳心朝下护左腹前，右掌自头部下落变拳在右前，拳心朝上；随重心上升之际，左脚向前横迈一步，屈膝半蹲负重。面东，目视右拳（图149）。

要点：右拳行采劲，右臂为挒劲，两臂相合一力，随身向左齐动。含神于肘节之前臂内侧。

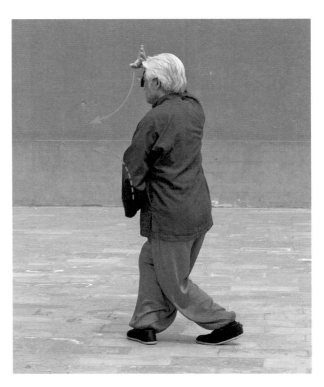

图 149

150. 懒龙左卧道

左脚全掌着地，脚尖外展，后脚前掌着地，两腿靠拢贴紧，臀部坐于右小腿接近脚跟处；右拳变掌，掌心朝下，曲肘经头前划半圆弧扣按于小腹前，左拳变掌向后经左胯，向上划弧翻转至头前，掌心朝前，掌指朝右侧。面西稍偏南，目视前方（图150）。

要点：同第148式之要点。

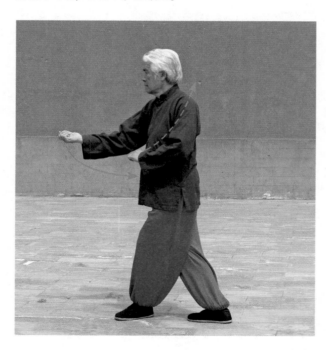

图 150

151. 懒龙钻天

重心上升；左脚不动，右脚向前横而跨迈，足指朝前，后左足蹬劲呈"弓步"，重心偏前右足；同时，左掌稍下落随右脚跨迈向左前伸，右掌自然扣于右胯间（图151）。

要点：左掌前伸终时似拍皮球状。两足蹬呈弓步时，要右腿弓，后腿稍绷，含胸，沉髋，前脚尖与后脚跟成一直线。

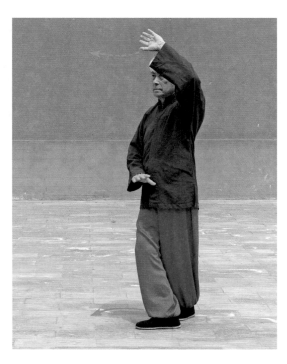

图 151

152. 左玉女穿梭

左脚经右脚里侧向西南前进半步，后右足自然跟进；左掌由左往右肘弧形下落，左掌心转向上托右肘，同时上身略向左转；左臂屈肱，掌心朝前，掌指朝右护额上，右手向前弧形推出，掌指朝上，掌心吐力。面对西南，目视右手（图152）。

要点：上体中正，手上举护额不引肩上耸，手前推要与脚前进，脚跟进上下协调（左、右要领相同）。穿梭面向四个斜角，如面南起势，穿梭方向为西南、东南、东北、西北。

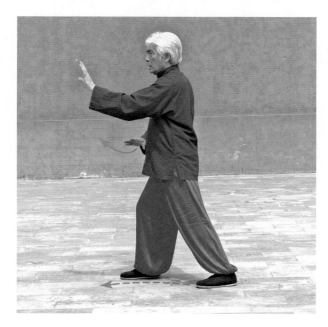

图 152

153. 玉女转身

左足尽量里扣，身右转面东北；左手下落，掌心朝上，右手翻至手心向上托左肘尖。目视右掌（图153）。

要点：两手回撤，胸前托抱，松腰坐胯。

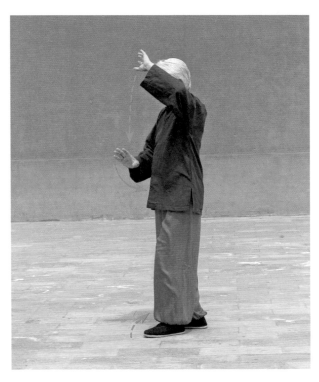

图153

154. 右玉女穿梭

继续向右转身，面对东南；右足往右前方迈落，左足跟步至右足后；右臂屈肱，掌心朝前，掌指朝左护额上，左掌向前弧形推出，掌指朝上，掌心吐力。目视左手（图154）。

要点：同第152式要点。

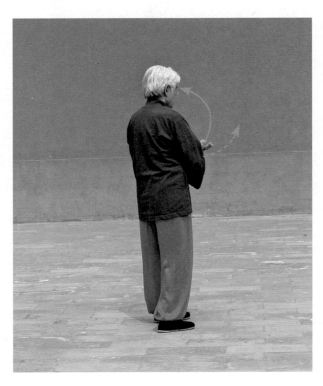

图 154

155. 横裹穿掌

右足向前垫迈一步，后左足蹬劲，稍绷；同时左肘向右翻裹，掌心朝上，右掌自头下落由外往里翻，掌心朝上至膻中前与前左手合住劲。面东，目视左掌（图155）。

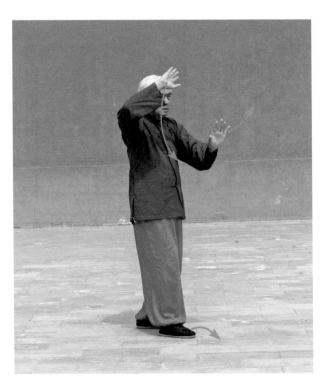

图 155

156. 左玉女穿梭

后左足经右脚里侧向东北前进一步,右足随跟半步;左手腕外翻,并往上翻起,掌心朝前,掌指朝右护额前,右手向前弧形推出,掌指朝上,掌心吐力。面东北,目视右手(图156)。

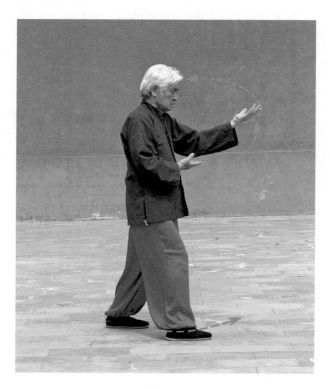

图 156

157. 玉女转身

身右转面南，左足向右极力扣步踏实，右足随之脚跟离地；左手下落，掌心朝右，掌指朝上，右掌虎口外翻，掌心朝上托左肘尖，其臂向里裹转。目视左掌（图157）。

要点：同第153式之要点；另左、右臂如夹物状，意在护心房。

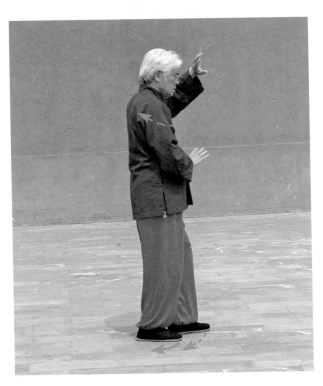

图 157

158. 右玉女穿梭

动作与第 154 式同，惟面对西北（图 158）。

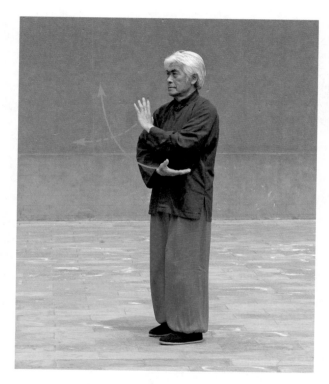

图 158

159. 退步掩裆捶

左足后撤，脚尖外展，前右足随之后撤，足尖点地，面西偏南，两足相距半步；同时右掌变拳，自上而下弧形下落，拳心朝上，呈反背捶，左掌下落护右前臂之里侧；屈膝半蹲，身体重心落于左腿。面西偏南，目视右拳心（图159）。

要点：当前右足随之后撤时，上体正直，上体随右拳下落折腰，沉腰胯。但折腰时，颈脊到腰脊仍保持成直线。两肘微屈。

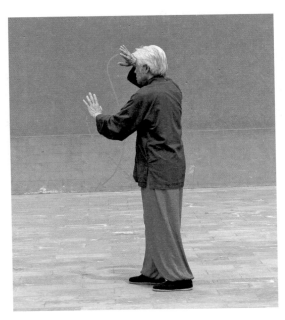

图 159

160. 横向翻时

身向左转至正南；左腿负重向右正前方蹬劲，前右足被催向右正前方进步负重，左足尖着地，两足距半步；同时向上前翻其右肘击进，右臂与肩略平，右拳变掌，掌心朝下，左手仍为掌，顺随扶按于右肘弯处。目视肘之前方（图160）。

要点：上体正直，松腰坐胯。两臂呈弧形。

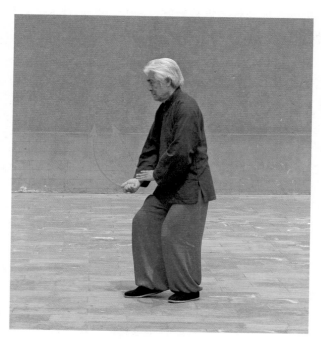

图 160

161. 云手①

身体重心上升，左足向右足并，足尖点地；同时右臂向右横展，左掌自原处向下扣落；下同第93式（图161）。

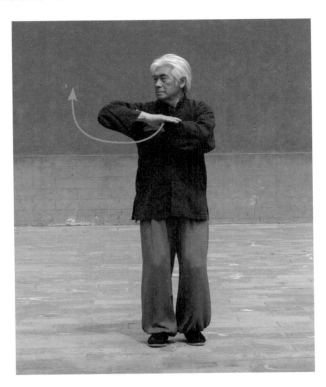

图 161

162. 云手②

同第 94 式（图 162）。

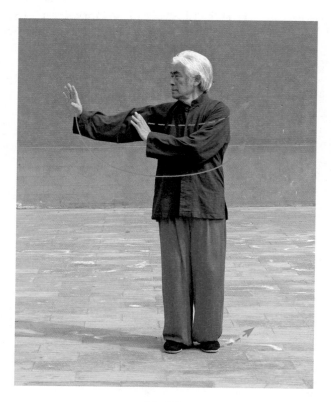

图 162

163. 云手③

同第 95 式（图 163）。

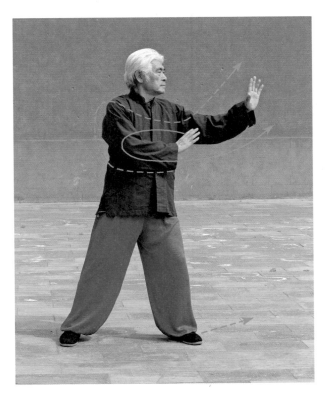

图 163

164. 云手下式

身体稍右转至南，右脚向右横迈呈马步，重心移至右腿，并弯曲下蹲，左脚掌为轴，脚跟外蹬，左腿膝微屈伸直；同时，左手随转身动作从上至右下收右肩前，随之下落（掌心向下），顺内腿内侧向前穿出，右掌稍向下移至小腹部位，掌心向下。目随掌视（图164）。

要点：腿臂之伸屈，与身之起落一致。坐身时，脊骨直立，不能弯曲。两足平着地面，后足踵不离地，前足尖勿上翘。

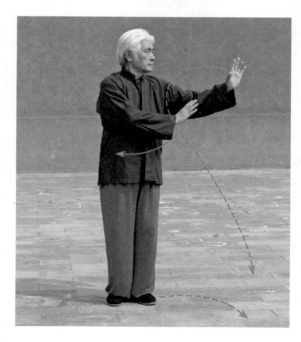

图 164

165. 左金鸡独立

左脚尖外撇，身渐左转至面东，重心渐移左腿，上体前移而起，右手向前弧形上托至右额侧，手指朝上，掌心朝左；同时右腿随之屈膝上提，至膝盖与右肘相对为度，右足尖上翘，左腿直立，左手下按于左胯侧（图165）。

要点：此式单腿而立，身重寄于一足，故要稳妥正直，手足起落，尤要一致。运动枢纽，全在腰顶，上提之腿，为使力贯于膝，必足尖上翘。左腿直立时不宜用力挺直。

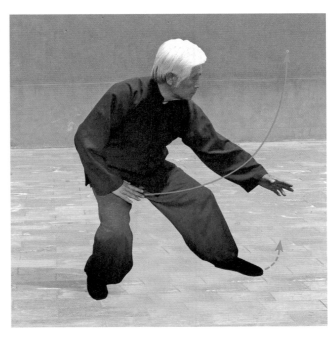

图 165

166. 右金鸡独立

上身动不停，右脚向前踏步，同时折腰左腿下蹲，左腿随着向上提膝，右腿直立；左手自左胯向前上翻裹高与头齐，掌心朝外，掌指朝右，右掌心朝下落扣按于右胯间。面东，目视前方（图 166）。

要点：同第 165 式之要点。

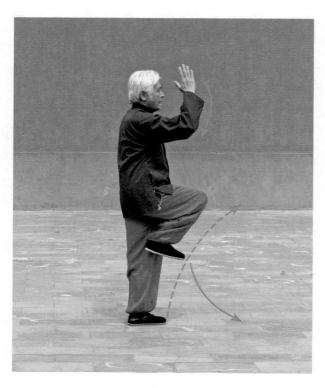

图 166

167. 换式

　　左足向左后（西北）撤负重，右足尖着地；右掌向右前穿伸，迎左掌下落之势两臂螺旋裹劲，两掌心均朝上，左掌置于右臂弯处；下同第 64 式（图 167）。

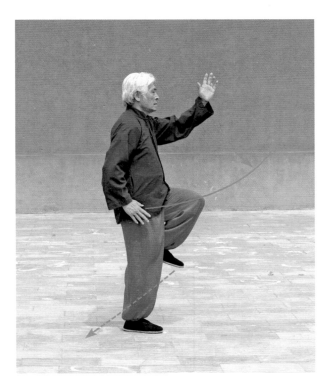

图 167

168. 右式倒撵猴①

同第 65 式（图 168）。

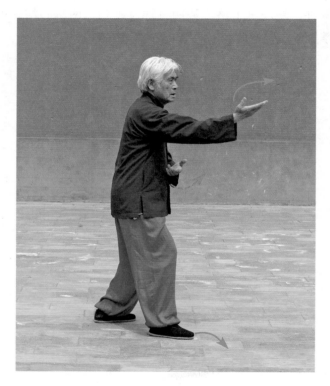

图 168

169. 右式倒撵猴②

同第 66 式（图 169）。

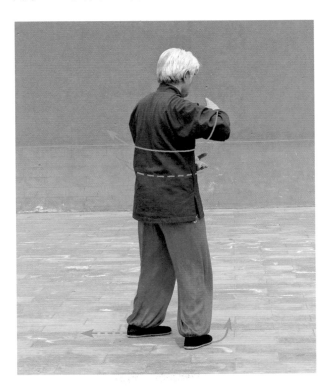

图 169

170. 左式倒撵猴①

同第 67 式（图 170）。

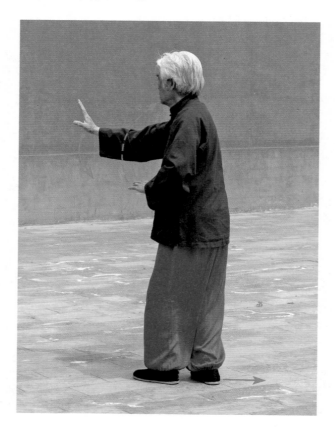

图 170

171. 左式倒撵猴②

同第 68 式（图 171）。

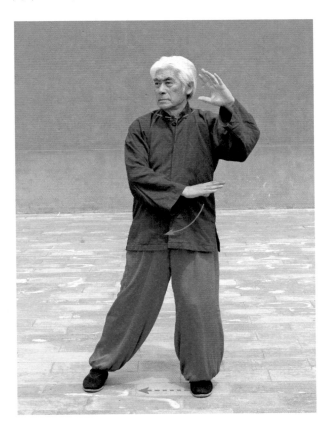

图 171

172. 提手抱

同第 69 式（图 172）。

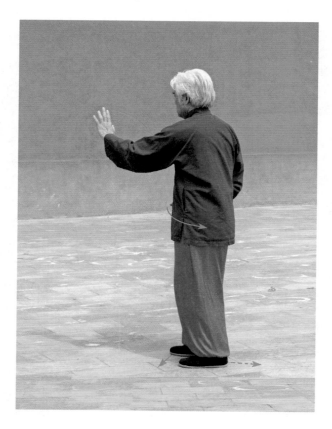

图 172

173. 白鹤亮翅

同第 29 式（图 173）。

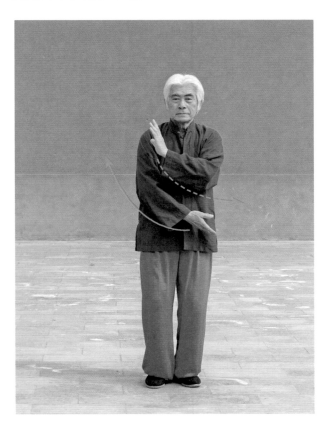

图 173

174. 开手

同第 22 式（图 174）。

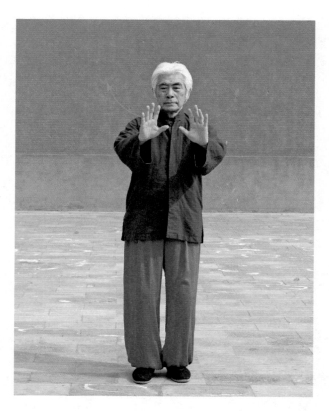

图 174

175. 合手

同第 23 式（图 175）。

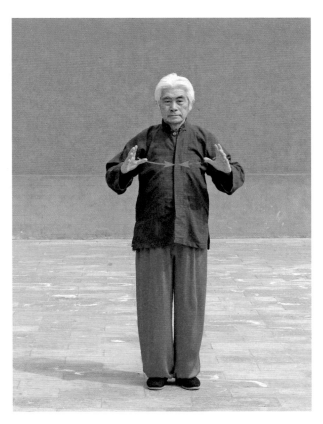

图 175

176. 左展掌

同第 32 式（图 176）。

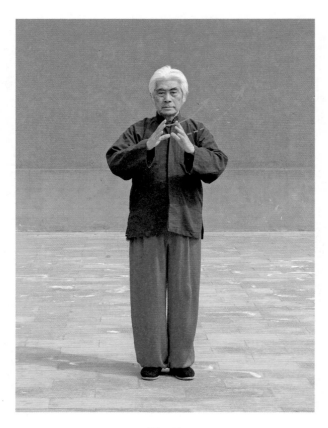

图 176

177. 右展掌

同第 33 式（图 177）。

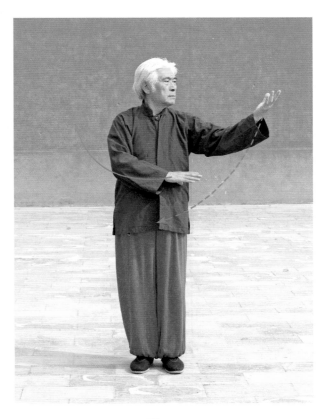

图 177

178. 左搂膝拗步①

同第 34 式（图 178）。

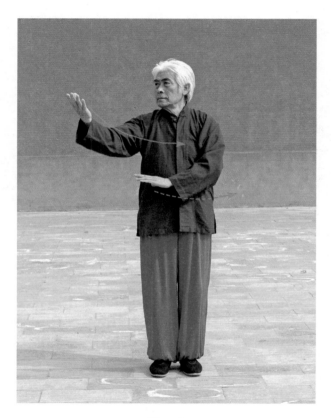

图 178

179. 左搂膝拗步②

同第 35 式（图 179）。

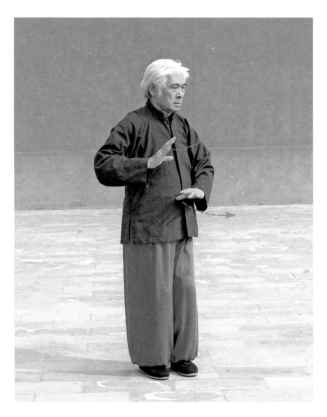

图 179

180. 狮子滚球

同第 36 式（图 180）。

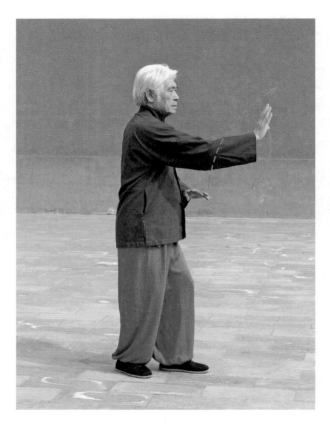

图 180

181. 弓探式

同第 78 式（图 181）。

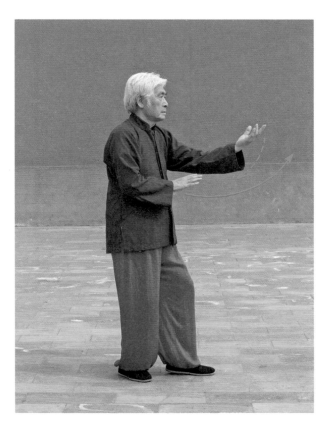

图 181

182. 右手展翅

同第 79 式（图 182）。

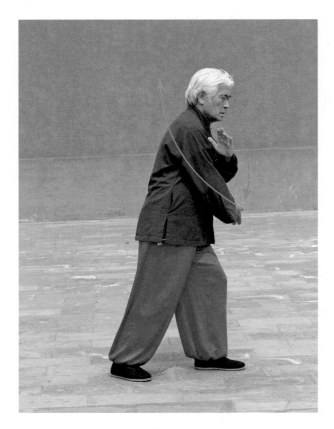

图 182

183. 海底针

同第 80 式（图 183）

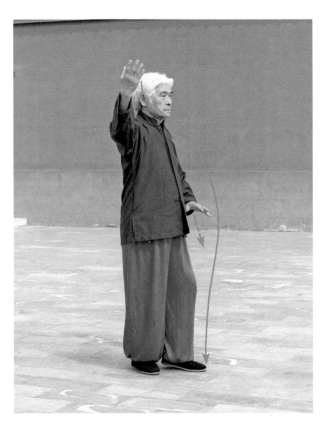

图 183

184. 三通背

同第 81 式（图 184）。

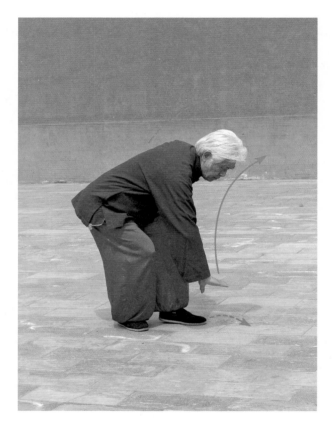

图 184

185. 翻身三通背

同第 82 式（图 185）。

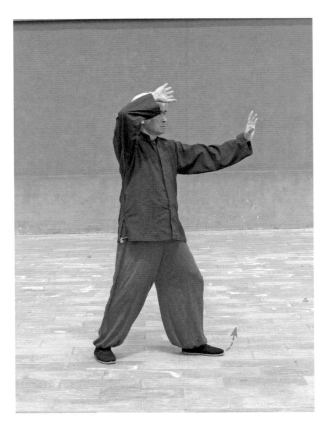

图 185

186. 猛虎坐洞

同第 83 式（图 186）。

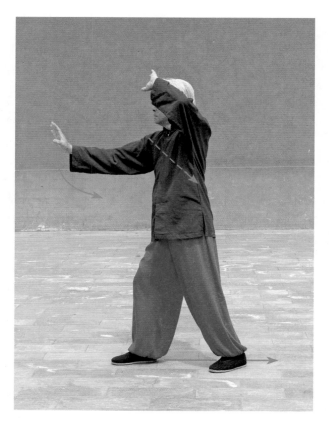

图 186

187. 进跟步十字拳

同第 84 式（图 187）。

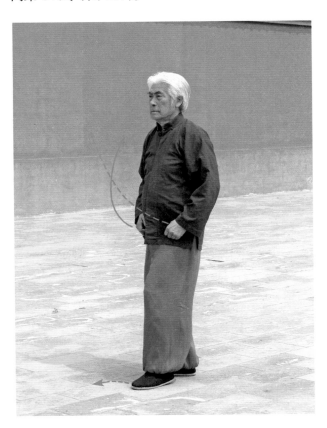

图 187

188. 金鸡独立

同第 85 式（图 188）。

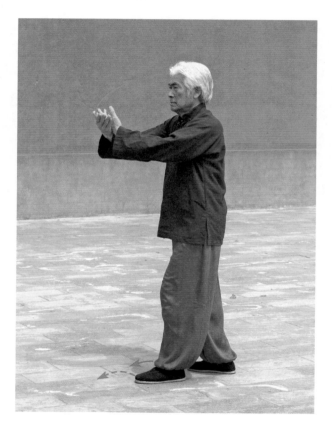

图 188

189. 双合掌推进

同第 86 式（图 189）。

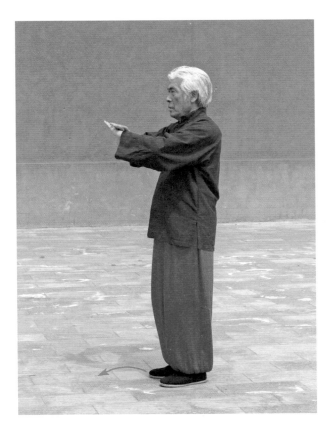

图 189

190. 望眉展甲

同第 87 式（图 190）。

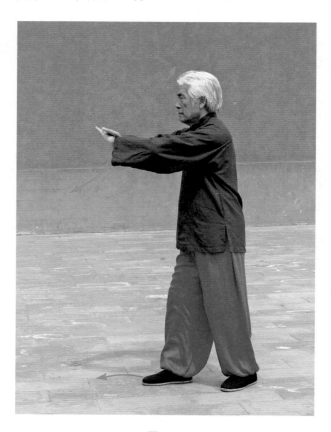

图 190

191. 十字手

同第 21 式（图 191）。

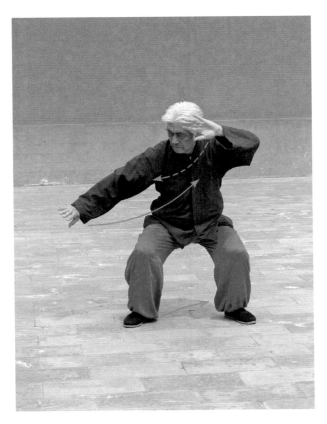

图 191

192. 开手

同第 22 式（图 192）。

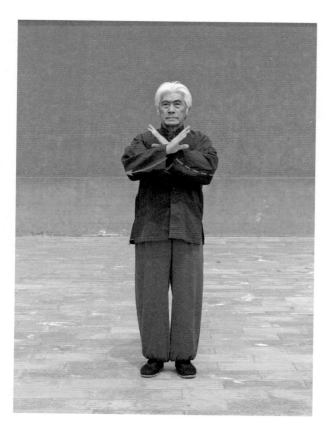

图 192

193. 合手

同第 23 式（图 193）。

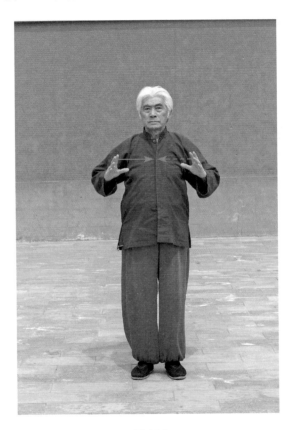

图 193

194. 横合掌

同第 24 式（图 194）。

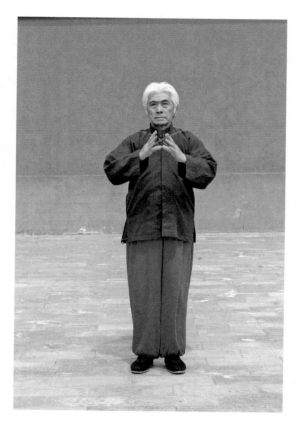

图 194

195. 单鞭

同第 25 式（图 195）。

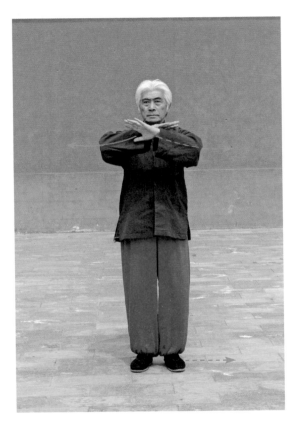

图 195

196. 云手①

同第 93 式（图 196）。

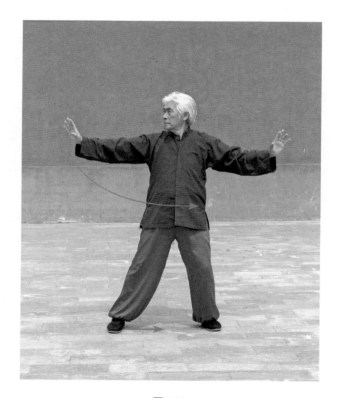

图 196

197. 云手②

同第 94 式（图 197）。

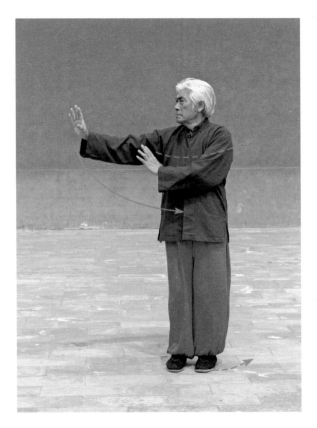

图 197

198. 云手③

同第 95 式（图 198）。

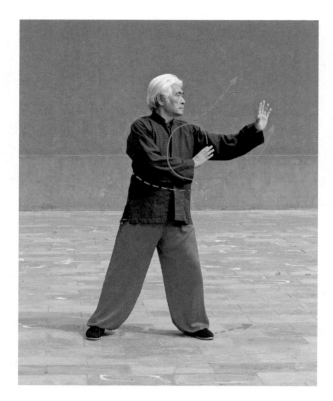

图 198

199. 右掩肘

同第 96 式（图 198）。

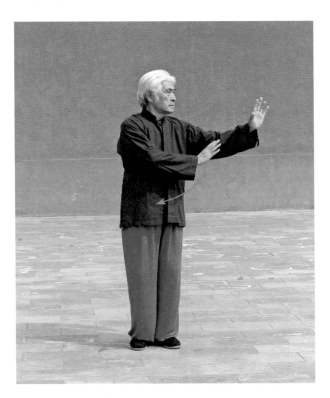

图 199

200. 扣掌抖弹

左足向左后方撤大步落地负重，面东偏南，同时右脚尖点地，两足距半步；左拳变掌，落于心窝下，掌心朝上，右拳变掌，掌心朝下，由右往左划弧回收与左掌心相对，右高左低，两臂呈环抱式，在开、合行程之间发出抖弹劲。目视前下方（图 200）。

要点：松腰坐胯，立身中正安舒；抖弹时，抖弹幅度在 15 厘米左右。

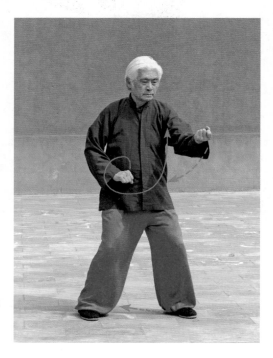

图 200

201. 向右擂左掌

右足向前迈垫，脚尖外展，后左足跟稍离地与前足跟相对，两大腿如剪子股，身稍右转至东南；左掌随身转向右前划弧，掌心朝东南，后右掌由上往里旋，掌心朝下落于脐前。目视左手食指（图201）。

要点：左掌向右前划弧要握住劲，至东南，右腕跟着发坐塌劲，两大腿呈剪子股时，腿内侧要带劲。

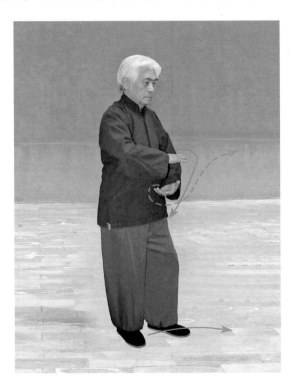

图201

202. 扣步抱球

身右转至南，左足向右迈扣与右足成倒八字；同时左掌心朝下稍往右划弧，右掌心由下往上旋，掌心朝上；两掌相对如抱球状。目视前下方（图 202）。

要点：扣步、转身、抱球时，手、脚要协调。

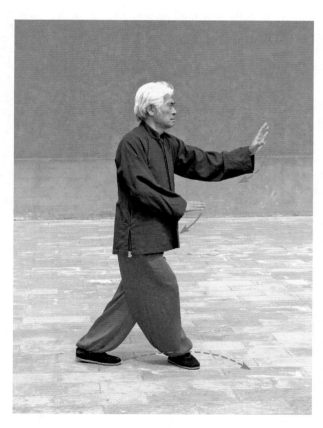

图 202

203. 右转身扣合掌

身续右转至正西，撤右足与左足相并，两腿负重；左掌心由下往上旋向左划弧，右掌向右自下而上划弧，两掌划弧经身前转扣至中脘，掌心相对，右上左下。目下视（图203）。

要点：掌心相对时，要含劲微停，俯首下视似察目标。

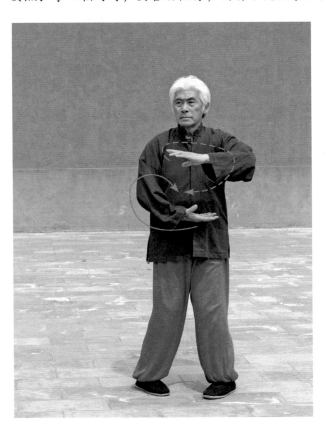

图 203

204. 十字摆莲腿

重心移于左腿，右脚跟先离地，后渐提膝，脚尖上翘；左掌向前上翻转，两手合抱胸前，右手在内，手心均向里，成十字手式；后两臂向左右分开，手心转向外；右脚由左向右前摆，蹬发抖弹劲。面西，目视前方（图204）。

要点：左腿负重，身体要稳，右腿要平，蹬脚力在脚跟，脚向正西。

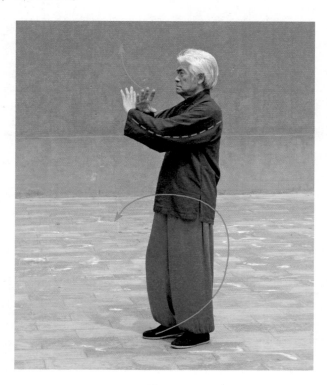

图 204

205. 十字落腿

上体动不停，右脚向正西迈落并负重，两掌不变。目仍前视（图205）。

要点：右脚向前迈落时要防止上体前扑；落步要轻，两掌撑劲不丢。

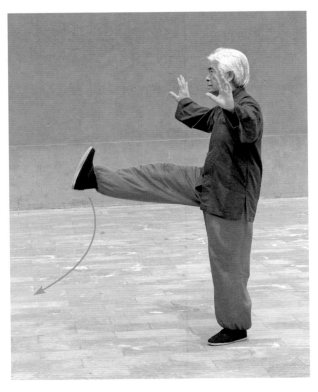

图 205

206. 进步指裆捶

　　左足往西偏南迈一步，脚尖外展向南，右脚向西迈一步，脚尖里扣对南，两腿之间负重；同时两臂向体侧弧形下落，两掌变拳落脐间，右拳心朝上向西偏南缓缓伸出，左拳心向下护脐前。面南，目视右拳（图206）。

　　要点：两拳之间似有拉劲。裹膝，脚跟外蹬，运脊力于右拳，头顶劲而勿俯，背欲拔而不曲，与栽捶之意差不多，只发拳之点不同，栽捶向下栽击，此捶向前下直指。

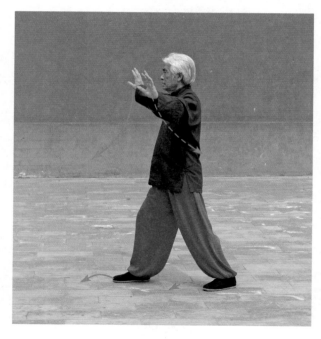

图206

207. 跃身抖弹捶

随即双脚蹬地跳起，身体腾空而以抖弹之劲齐落原方位；右拳随身体腾空屈肘，拳心由上往里往下旋至拳心朝下击发之，左拳心护脐不变。面南，目仍视前拳（图207）。

要点：蹬地身体腾空时，要有提顶拨（吸）腰向上跃身状。前、后拳似用劲互拉；身势似张弓射箭状。

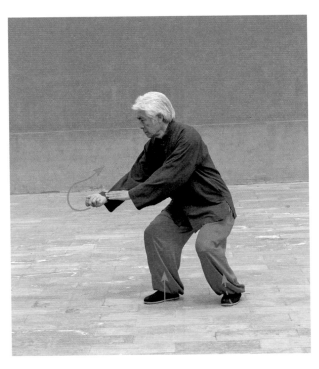

图 207

208. 白蛇吐信①

身向右转至正西，右脚向右前方垫迈，重心移向右腿，弓右腿，蹬左腿，左脚尖里扣，成右弓步；同时，右拳变掌随转体向前弧形下撇至右腰前，掌心朝下，左拳变掌；掌指朝上经右小臂里侧上方向前推出。目向前平视，并观及左掌前推（图 208）。

要点：手、腿之动，要以腰脊为枢纽。

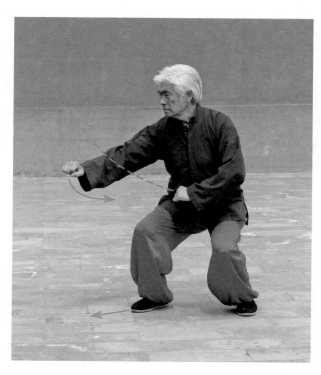

图 208

209. 白蛇吐信②

上身动不停，右脚向前垫步，左脚顺势跟步，右掌向前上穿为立掌，掌心朝前，左掌往右弧形下扶右掌根。面西，目向前平视（图209）。

要点：右脚垫迈时，注意右脚尖正对前方，不外撇。

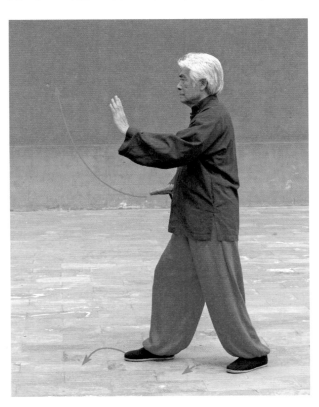

图209

210. 白蛇吐信③

后左足向前方跨一步，右足跟蹬催身向前，两掌形不变向前弧形推发；借发之劲，后足跟进，以继劲源。面西，目平视（图210）。

要点：前后脚的横向距离约两拳宽。

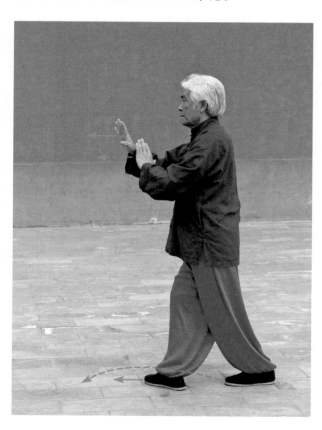

图 210

211. 虎坐洞

左掌前伸扶于右掌之背，两掌心均朝下，屈肘变拳收至腹前勒住劲，拳心向内；同时向后撤右脚负重，左脚随撤半步。面西，目视前方（图211）。

要点：上体勿前俯后仰，胸部要宽松舒展，双拳至腹前要一气勒住劲。

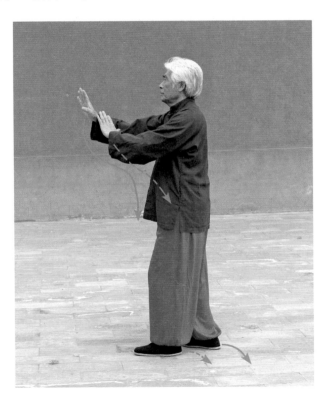

图 211

212. 虎出洞

　　方位不变，左足向前横垫半步踏实负重，依此足之蹬劲催右足跨迈向前，并再跟其后，以续劲源；双拳心与后足合劲，自下向前上托起发之。目视双拳托发（图212）。

　　要点：势如猛虎，松腰坐胯，立身中正。

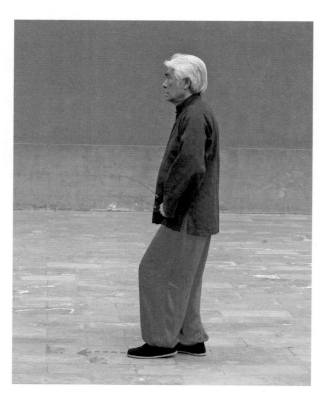

图 212

213. 挤手①

右脚向前迈垫半步，脚尖上翘；同时右拳变掌，向前上掤之，掌心向内，左掌变斜立掌扶于右前臂之内关。目视两掌（图213）。

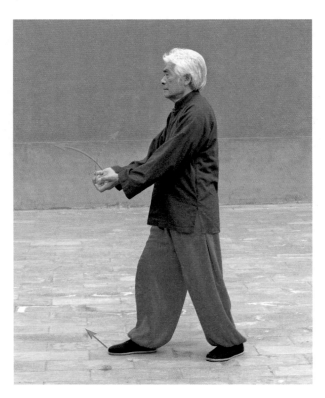

图213

214. 挤手②

同第 16 式（图 214 ）。

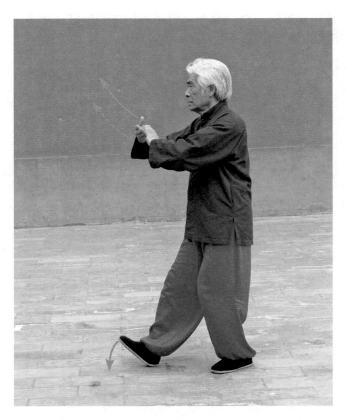

图 214

215. 懒扎衣①

同第 17 式（图 215）。

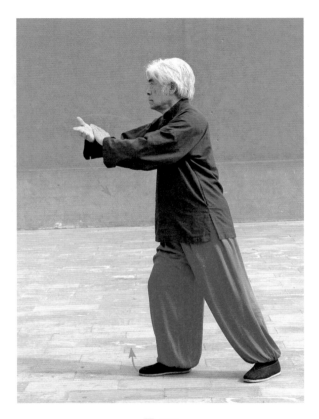

图 215

216. 懒扎衣②

同第 18 式（图 216）。

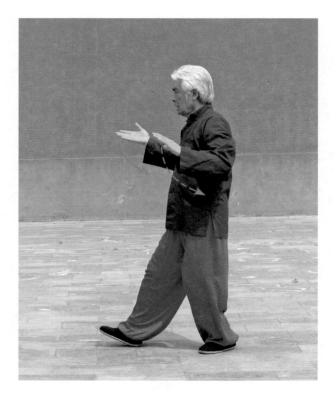

图 216

217. 懒扎衣③

同第 19 式（图 217）。

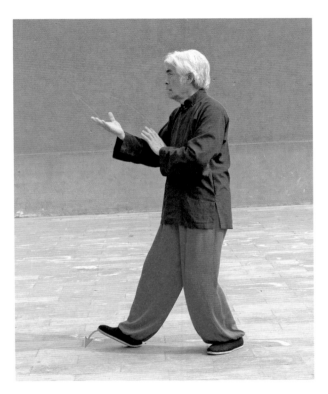

图 217

218. 懒扎衣④

同第 20 式（图 218）。

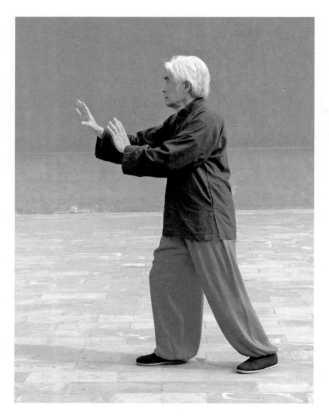

图 218

219. 十字手

同第 21 式（图 219）。

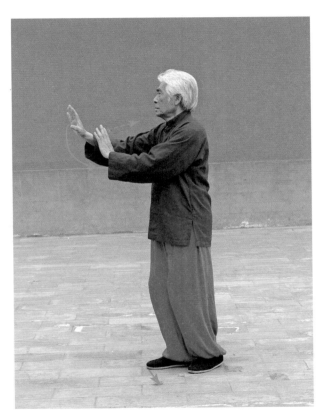

图 219

220. 开手

同第 22 式（图 220）。

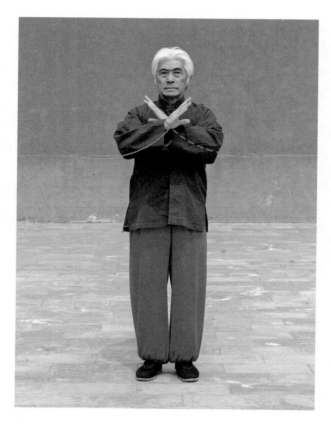

图 220

221. 合手

同第 23 式（图 221）。

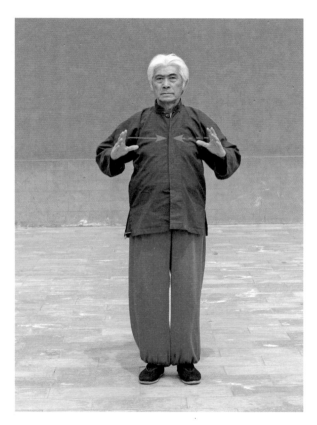

图 221

222. 横合掌

同第 24 式（图 222）。

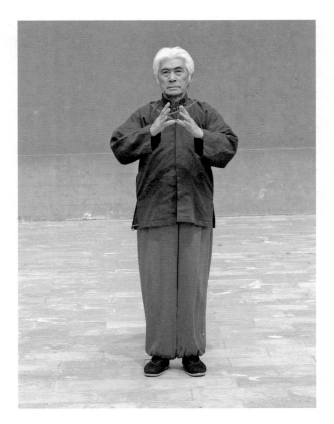

图 222

223. 单鞭

同第 25 式（图 223）。

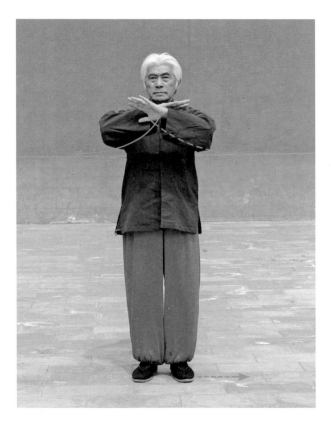

图 223

224. 云手①

同第 93 式（图 224）。

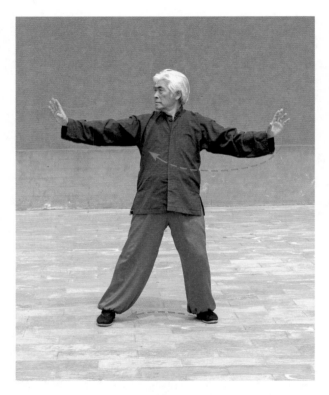

图 224

225. 云手②

同第 94 式（图 225）。

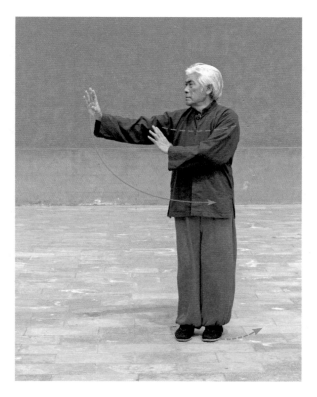

图 225

226. 云手③

同第 95 式（图 226）。

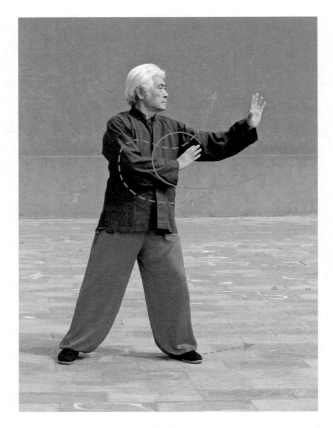

图 226

227. 掌下藏右捶

左足后撤负重，前右足随之而撤，足尖点地；同时，左掌心朝下弧形落至胸际，右掌变拳；拳心朝下落于右肋间。面东南，目视前方（图227）。

要点：塌腰，身体中正，右拳蓄劲呈待发状。

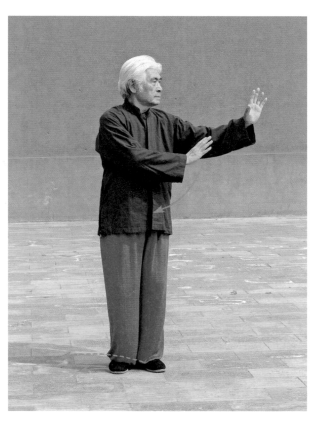

图 227

228. 马蹄进右捶

蹬左足，催右足前进半步；同时，右拳自下向前上击出，左掌变拳，拳心朝下按，落于脐下。面东南，目视前拳（图228）。

要点：上体正直，松腰，松跨，右臂勿伸直。

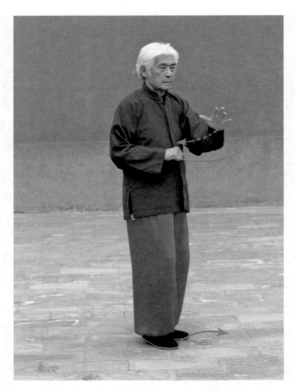

图 228

229. 掌下藏左捶

　　身左转至东，右足往后经左足里侧后撤负重，前左足随之而撤，足尖点地；同时，右拳变掌，掌心朝下向左划弧置于胸际，左拳置于左肋间。目视前方（图 229）。

　　要点：塌腰，身体中正，左拳蓄劲呈待发状。

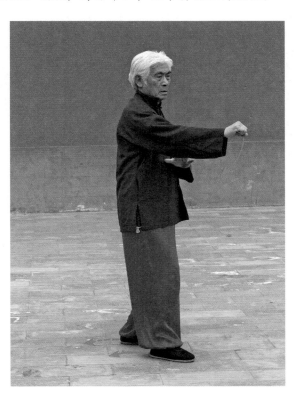

图 229

230. 马蹄进左捶

随即向东北进身发左拳；右掌变拳收至右腰前。目视左拳（图 230）。

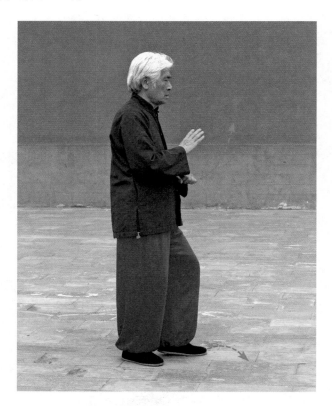

图 230

231. 挂中拳①

身稍右转至东，左足向前垫步；左拳随身右转向前贯，拳心朝下，屈膝坐胯，左腿弓，右腿蹬。目视前左拳背（图231）。

要点：两腿弓，蹬腿时，要全身蓄劲，以备待发。

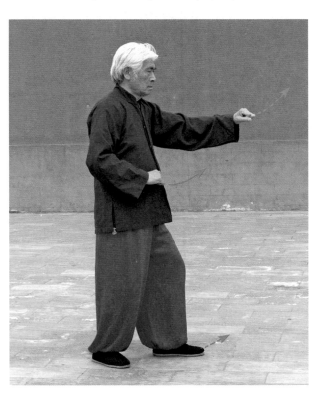

图 231

232. 挂中拳②

上身动不停，右拳自下而上向前弧形发出伴抖弹劲；拳心朝下，方位不变。目视前方（图232）。

要点：所发之右拳其臂直而劲蓄。

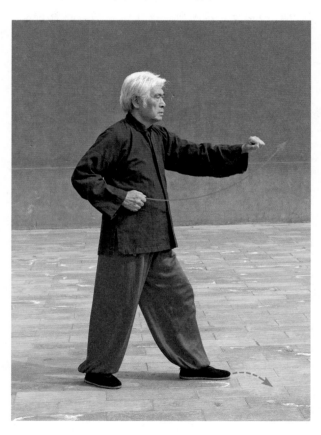

图232

233. 下势捋按

身稍右转至南，双足跟随之转动，两腿负重如骑马势；同时两拳变掌相合一力自上向右下捋按，双掌心朝下。目视左掌（图233）。

要点：两臂随腰捋按，按时身体须正直转体，勿前俯后仰或摇晃，在于"上下相随"，"不先不后"。

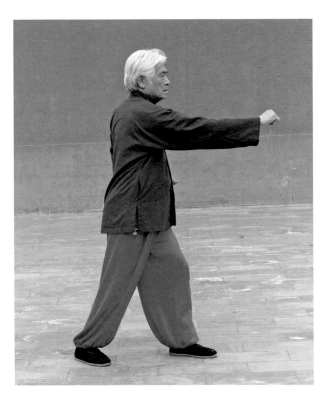

图 233

234. 斜飞势

右手翻转向前划一圆圈向左腕下落，约至左腕时，左手从右腕上换过，使两掌心相对，左上右下；同时撤回右步于左足侧，左足尖里扣，跟着右步即向右后斜方踏出一步，身随右转；右腿前弓负重，左腿后蹬劲不丢，右手向右上方，左手斜向下方分展。面南，目视左手食指（图234）。

要点：力求劲之绵连不断，转换轻灵，手足动作以腰带领，尤重运动于腕，两掌合抱时须含掤意。右掌向右后上方捌出要劲起于脚，发于腿，主宰于腰，通于脊背，由肩到肘，由肘到手，节节贯穿，身、手、步协调一致右臂捌出要微屈。

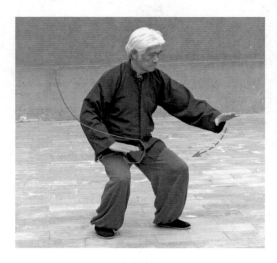

图 234

235. 扣提双掌

身左转至东，右足以跟为轴，足尖裹扣负重，折腰蹲身，左足随之后撤而足尖点地，两足相距半步；右掌自右上往右下翻扣于右跨前，掌心朝下，左掌趁动微上提。目视左掌指（图235）。

要点：折腰时，劲脊到腰脊保持成直线，勿弓背，左掌微上提含撩劲。

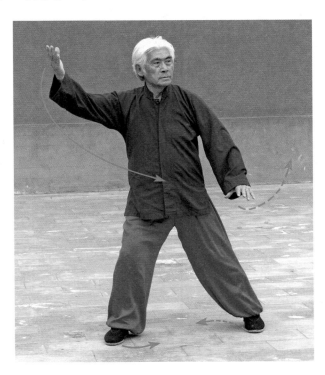

图235

236. 下势撩握拳

方位不变，左步向前迈踏并负重，后腿随之屈膝半跪，足尖着地；同时两掌变拳，拳心均朝下，左拳屈肘回落于左胯前，右拳前伸，右臂微屈。目视右拳前方（图 236）。

要点：身体勿前俯后仰。两臂微屈不挺直，以肩力送右拳。

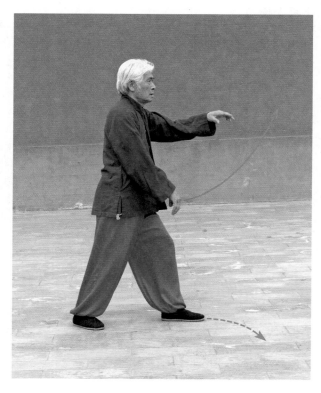

图 236

237. 下式独立撩

方位不变，右足向前跨步跺足，落地负重；提左足于右足旁，两拳变掌前后互换抖动出、回，前左掌坐腕手指向前，右掌于后按劲。目视左掌指（图 237）。

要点：要全身提贯，四肢齐振，发全身抖弹之劲力。

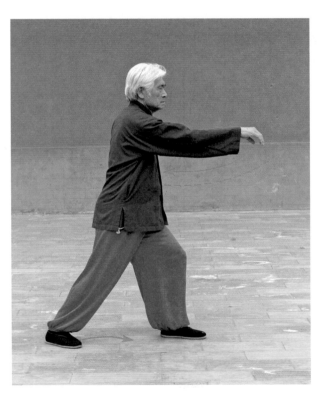

图 237

238. 上步七星

方位不变，左足向前迈落一步负重，后右足上提并于左腿内侧与膝相贴；同时左掌向上弧穿至喉前为立掌，掌指与鼻、口齐，后右掌亦前上穿稍高于左掌指并于前方（或前后交叉成"十字掌"）。目视前掌指（图238）。

要点：身手与步须一致，左足负重要能运用脊力，达于两臂。前后掌交叉成"十字掌"时，两肩切不可因两掌交叉而向上耸或锁住。

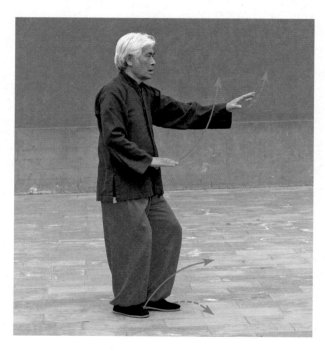

图 238

239. 下步跨虎

右腿向右撤落与前足成 45°角；随即右掌向右划弧经右耳侧向前下至胸前，迎左膝上提向里旋转，掌心朝下，扣按于胸前，左掌随四肢齐动下落扣按左胯旁，眼神注于两掌扣按（图 239）。

要点：上体正直，勿前倾后仰。臂要呈弧形，曲蓄而圆满。

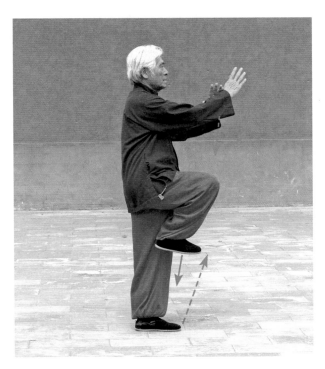

图 239

240. 右转角摆莲①

向右前迈左足至东南踏实，弓步负重，头身均转向右；同时左掌自下而前上，弧形迎右掌而动，右掌扶按于左掌背。面东南，目视前右方（图 240）。

要点：左足向右扣迈至东南，踏实负重时身体不可摇晃，要立身中正，但腰要放松。

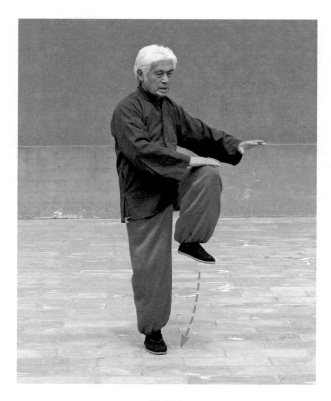

图 240

241. 右转角摆莲②

　　上身动不停，身体右转至西南，左腿屈膝坐实，右脚向前踏；同时以左足为轴，右腿向右上方弧形外摆，膝部自然微屈，脚高不超过肩；两掌心均朝下随右腿右摆，有如云手顺腿向而云之。眼神随观顾两掌（图241）。

　　要点：此式身体旋转，状若旋风，用劲在下腿而不在脚。右腿摆莲要用腰来带动右腿外摆，腿部微屈，脚的高度不超过肩。

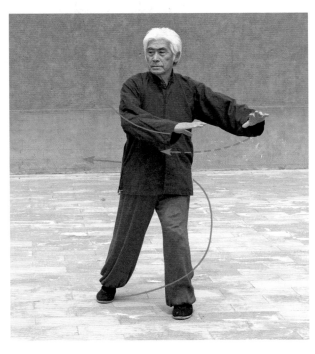

图 241

242. 转角摆莲落步

右腿向右前方正西落下呈右弓步负重，两掌虚握为拳，拳心朝上向后勒抱于腹脐间。面西，目视西南（图242）。

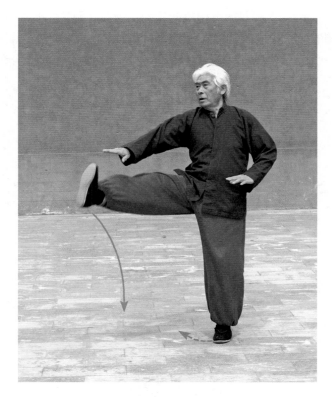

图 242

243. 双风贯耳

左足经右足里侧前迈踏实成左弓步；同时，两拳里扣，拳心朝下，双拳自下向前上方贯击，拳高平额，两臂内弯成椭圆形。面西，目视两拳之隙（图243）。

要点：两拳从侧方贯击两耳，一定要敏捷如风，左腿前弓，右腿蹬直，并与左弓步协调一致。

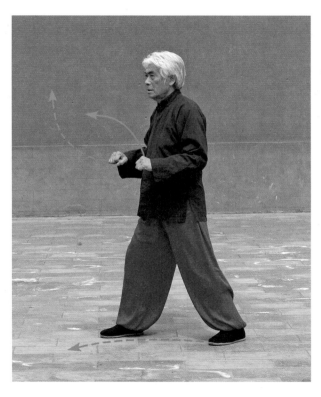

图 243

244. 弯弓射虎

身体自右渐转至西北，右足经左足里侧向右前迈落呈前弓腿，后腿蹬直呈右弓步；屈两臂，由左下落向右运行，自左腰际经脐间至右腰旁，上身略右前倾；同时，两臂翻转上举，右臂与肩、肘平，覆拳（虎口向下）近右腮，指左前方，势如持箭；左臂屈时近胁，举拳打出，拳心朝下，高与胸平，势如握弓，两拳随向右下方略旋而前伸，右上左下，两拳相对。眼神观及左拳打出（图244）。

要点：腰为此式运动枢纽，两臂运行，身须随之，双拳前击，暗含螺旋之劲。身虽前倾，但不失中定，免身体前扑，右肘不上抬，肩部不上耸。

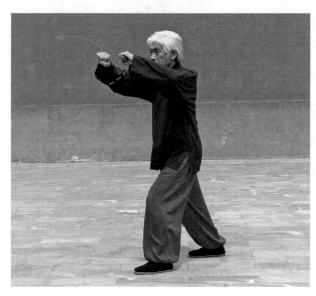

图244

245. 双撞捶

续移重心于右腿，双拳虚握如钩，由前上向右下落至脐间，双拳心朝下相合一力，向前上齐发，高与胸平；落拳时，左足经右足内侧向前迈，右足随前跟，以续其劲与拳同发之。目视两拳中间（图245）。

要点：同244式要点。

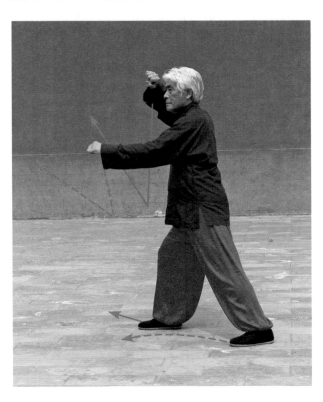

图 245

246. 回身

以腰为轴身右转至东南，左足向右迈扣，与右足成 45°角，双膝相对；同时，两拳变掌，左臂向自身折裹而回，掌心朝内与口相对，右掌向下弧形移动外翻，掌心朝上穿插于左肘下方。目视东南（图 246）。

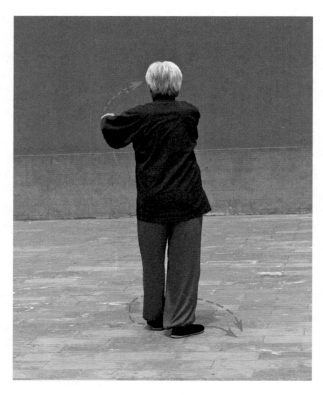

图 246

247. 阴阳混一

随即身右转至南，右足向右后弧形撤落负重与前足成45°角，左足尖上翘；同时，两掌根平胸翻转为十字架，左掌在前，右掌在后。目视两掌之中（图247）。

要点：上下相随，同时动作，两臂呈环形，不可耸肩抬肘。

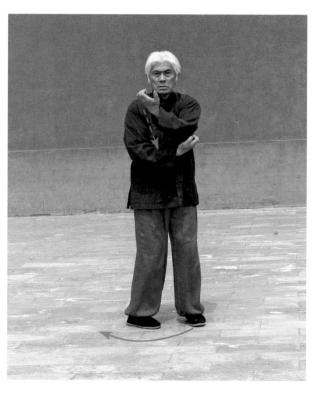

图 247

248. 无极还原

两手向外翻掌，左右分开，手心向下，徐徐落于两腿外侧，左足向后与右足并距一拳之隔，两腿负重，目平视正前（图248）。

要点：练习深呼吸片刻，意想四肢之气息归于中丹田，稍守片刻，徐徐散步收功。

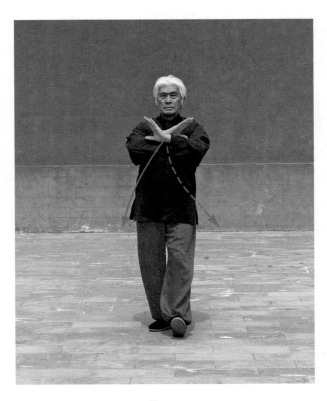

图 248

附：学员心得

我所了解的关永年老师
南苏梓

初见关永年老师，并不以为然。外貌虽优，倒像一位书生，不能想象是武学大家。只是感觉其气质非凡，有一种难以形容的体态举止，明显胜于同龄人。

在谈及武术内外功过程中，渐渐体会到关老好学、善学，以及求真的可贵精神。兼听则明，能拜请到"明名"之良师，是学生与老师难能可贵的缘分。

学拳容易改拳难。我之前学练陈氏拳数年，自以为有所受益。但实际上违背了"虚心实腹"的内在根本，外力与内劲的运用模糊不清。自从学于关老师，受益匪浅，其授拳从散式到各家太极种种套路，都是从体感的内劲调教，而不是调外形之式。反倒易通达由内而外的规范姿势，易于松快而得力，不违背生理曲度，正如穿鞋，久之自能显示真正的脚形，内外统一。实践出真知，关老师育人，重点是通过扶功领劲，其听劲、发劲、领劲之精准，是数十载教学经验的总结。

为了广泛传播武术文化，从20世纪70年代，关老就笔耕不辍。早已出版了《太极内功养生术》《太极养生十三式》等多部专著，并被翻译成英文、日文。此外还出版太极推手光盘，都受到太极爱好者的称赞。关老除继承赵中道柔术宗师、内功宗师胡耀贞传统套路之外，更善于深入研究，不断推陈出新，创出快捷速效的太极拳养生十三势、形意连拳（外称快拳），以及上百种操作简便、极易祛病健体的零散简式拳，更适合广大群众练习。

少年强则中国强，武术育人之功不可忽略。著名文化学者钱文忠说："中国的9年义务教育必须普及中国武术，要硬性规定。如果我们的孩子一直如此文弱，我不相信我们的民族会有光明的未来。"我本人从小体弱多病，时服中药，断续多年，但身体一直没有好转。在学拳之初，关老即果断地令我停止用药，按照关老师制定的功法和顺序练习，练后胃部舒适，极少患病，睡眠也转佳，正所谓由内及外。太感谢关老了！

自古以来许多伟大的人物都非常重视习武修德。孔子的父亲是武士，孔子本人也武功高强。孙中山先生练武强身，他提出"尚武精神"。周恩来总理竟然也是武术高手，只是他深藏不露。近代大家季羡林少时还练过"铁砂掌"。习近平主席说：中国武术是中国特有的文化，是国家形象的代表，它具有深厚的文化底蕴。以武术为载体进行教育，对传承与弘扬中国传统文化，增强民族认同感和凝聚力都具有重要价值。

现在的家长会花精力送孩子学钢琴、学舞蹈，但很少送孩子学拳，这是非常悲哀的。关老致力于传播中华传统武术的重任，以武育人，实属稀有，我们都应该珍惜啊！

不骛于虚声而惟以求真

甘　露

第一次见关永年老师是在五年前，我以太极爱好者的身份登门拜访。初见关老，只觉得他鹤发童颜、声如洪钟，丝毫没有高龄老者的疲态。关老当天很高兴，讲拳滔滔不绝，其实当时我完全听不懂，只觉得这些拳理都听过，但是关老讲的又和别的拳师有区别。脑子里一片混沌，又隐约觉得这片混沌中出现了一丝光亮，就这样稀里糊涂听了半天。

关老讲到兴起，突然起身说：给你做个式子看看就明白了。在桌子边只容一人转身的过道上，关老做了一个"震脚"。我只感到从地下传来一阵闷响，楼板微微振动，许久还有余震。我完全震惊了，近80岁的高龄老者竟然有如此功力！太极拳论里说的耄耋能御众绝非虚言！临走时，我给关老深深鞠了一躬，这一躬成就了我和关老的师生缘分。

关老上课有一绝技：扶功领劲调身法。无论你练拳有什么毛病，关老一扶一领就能调过来，一搭手就能明白你练拳的方法，有何弊病，有何优点，该如何调整。关老的眼睛就像 X 光机，在他面前练拳，你身体的细节他比你自己还清楚，能瞬间找到症结，经关老一调，立马感到舒畅松快。

记得有一次上课，我站桩时突然出现胸闷、心慌、气短、冒虚汗，关老立即让我把架子往上调了几公分，再转转腰，症状随即消失。收功之后，关老特意嘱咐我：练功追求舒服自在，不能有胜人之心。我当时的确动了争强好胜的念头，不过关老如何得知？这次课后，我明白扶功领劲的核心还不是调身，而是调心。从此我练功不敢有半分争强好胜之心，只求舒服自在，再也没有出现过这些症状，拳也越练越舒服。不过打的拳看上去平淡无奇，常常有人问，你练这么久太极，练的是什么？从我目前的状况来讲，练的是舒服，舒服才有可能松柔，才有可能接近太极拳的真谛。

关老对我们练拳的状态都了如指掌，在他面前做不得半点假。上课之前，他经常会对我们上一周练拳的状态做点评。"上周没怎么打拳，站桩站得不错。""气沉得不错，不过拳不够舒展。"我以前经常因为工作忙不能坚持，关老一点也不客气，"你上周没怎么练拳！"为了保证练拳时间，我只能早起，长期早起练功也带给我意想不到的收获。原来体弱多病，精力不足，平时各种亚健康症状，一遇到加班熬夜更加体力不支，后来渐渐精力充沛，亚健康症状消失，脑力、体力都远超从前，就算加班熬夜，第二天练功之后也能一扫疲惫。"功夫不亏人，只有人亏功夫"，这是关老经常挂在嘴边的一句话。练过之后，才明白这句话的真正含义。

现代社会，人每天的消耗极大，就像一只漏水的桶，练功就是不断往桶里添水，自己通过修炼再渐渐堵住漏洞，这样桶里的水才能越来越多，精力才能逐渐充沛。不过这个堵漏添水的过程极其磨练心性，练功之初我也常有疑虑，总感觉自己练得没成效，对练功的前景觉得迷茫。好在关老本身就是最好的证明，功夫练到身上，就算到了如此高龄也丝毫没有退步，速度、爆发力、稳定度、灵敏度这些基本身体指标远超年轻人，因具备太极柔化之功，技击能力超强，还兼具养生功效。

关老一生习武，高龄之后，爱好书法，写的字遒劲有力、飘逸洒脱、气韵非凡。用关老的话说，这都是用太极的活性劲儿写出来的字。关老的很多书法作品都在报纸上刊登过，广受好评。

在练拳这件事上，关老一直强调练拳要融入生活，行立坐卧处处是功夫。他教的内容全是自己在生活中的切身感受。一次关老教我们如何在地铁上练太极，手扶在什么高度能放松，脚下用什么意念，地铁行驶的时候用什么方法，快停的时候用什么意念……包括开车时可以用什么方式练功，关老也仔细体会过，关老说，这种时候练功，最长功夫。我对关老的话深信不疑，坐地铁、爬楼梯、走路、跑步……生活中的各种情景都可以融入太极，也应该用太极的方法去体会。"功夫在诗外"，太极拳的精髓和神韵不光在拳上，更应该在生活中体悟，看似最朴实、最简单的道理，却是太极拳修炼的核心所在。关老从第一天教拳，就不断强调这些核心，就像黑暗中的光亮，指引我们逐渐步入太极拳修炼的正轨。

关老作为一代太极名家，不骛于虚声，惟以求真。在学拳道路上师出名门，具备真理的基础，同时自己不断求真务实，一生都在追求太极拳真理，能遇到这样的老师，实在是人生幸事。真正的太极拳修炼，是一条漫长又孤独的道路，惟愿在这条路上，在关老的指引下，能够不偏不倚逐渐接近太极拳真理，体会"真太极"的境界。

学功心得

王　宁

光阴似箭，转眼间师从关永年先生学内家功夫已十三载，深知关老师种种功法之深奥。特别在太极内功拳术应用方面有独特教法，精而巧妙。时而刚柔虚实相济，时而"无意乃真"。

关老师在武术事业中，善于发明创新，事事求真。诸多拜访者前来求教，只要虚心肯学者，均有意想不到的收益。不管曾练过何种拳法，一握手，老师便能断定对方的功夫、水平，并判定日后应练什么，怎样练。正如高水平的医师"切脉"即可洞察病情一般。

关老师独创的太极"养生十三式"和"体用十三势"形简理深，实用价值很高。相比流行极广的简化太极拳二十四式，关老师设计的这套拳式套路科学又好记好学，适合各阶层人士。

无论何种太极运动，均应当以柔和之体态进行！关老师的太极柔术恩师慈化道人赵宪章（字中道）晚年独创柔术太极功法，其意以柔取为体（柔化形意之刚），以刚直为用，绵中含刚。圆为化，方为用。

关老师的身形姿势基于丹田，体松柔，自然由内及外，曲中含直，极具内家功夫由柔达刚的韵味。

让太极拳回归本源

张　健

　　我从事旅游行业20多年，长期与外国人打交道，介绍中国历史，宣扬中国文化，慢慢与佛教、京剧、太极拳等传统文化元素发生了联系。工作中，我也顺便教外国游客几招太极拳，于是有意无意地开始了探寻太极拳真谛之路。不料，越学越觉得迷雾重重，不知朝什么方向努力。经好友引荐，拜孙氏太极拳大师关永年为师，从此，这条探寻之路变得开阔，虽然仍然艰辛，但如同在黑夜里看到了远处的曙光。

　　我最早学的是体操式的太极拳，不懂什么叫放松、意念、阴阳、内功，只是尽量把拳打得流畅一些，觉得慢下来就是太极拳了。后来正式开始学太极拳，明白太极拳讲究的不但是外形拳架，天长日久，内气自生。这是一条无比艰辛的练拳之路，拳架稍有偏离，便产生滞碍僵化，内气难通。我练习摸索了2年多，自感难通。师从关老，无疑打开了一扇明亮的窗户，使我在暗室里看到了希望。关老师教拳与我之前的老师完全是反着来。他不拘泥于拳架，而是直指内功，要求拳路和功法同修。有了松功，通了内气，练什么拳都像躯体有了灵魂，通盘皆活。相对于拳路，他更注重练桩功，并用身体听学生的劲儿，发现阻滞之处并加以纠正引导，使学生尽早获得松功，这比只练拳架来得更加快捷。于拳架娴熟精准后找内功，如同在一个庞大的迷宫里寻找出路，可能多次重复弯路，耗时耗力，有多少人练一辈子都没走出去。而关老师告诉我，身旁有几道墙，拆了它们，就出去了。如何拆这几道墙，他有方法，还给你助力，只要坚持不懈，何愁不成？关老师认为，内家拳，包括太极拳、八卦掌和形意拳，与气功同源，都讲究修心练意，身心放松，内气通达，以达到身心健康、功夫上身的基本目的。社会上许多练太极拳的人把太极拳与气功割裂开来，觉得太极拳就是练拳，松功是玄而又玄的东西，认为拳练好了松功自然上身。没有人明示除了拳架外应该怎么练内功。而关老师却是旗帜鲜明地提出站桩练松功，将来此功一得，拳怎么练怎么有，怎么练怎么活。我虽然初练不久，只有一些轻微的热胀麻的感觉，还未体会到松功的无穷奥妙，但是在意识上更上了一层，不再拘泥于外形，而是更着重意的放松放远，拳练得松活多了，回归到太极拳的本道上来了。

现在不少人慢慢认识到传统文化的妙处，太极拳渐渐在民间有了一丝暖意，练拳的主力慢慢由老年人转向了中青年人。关永年老师倾毕生心血孜孜以求，师从数位名师，得来功夫极其不易。然有感于社会上纷乱的教拳活动容易误人子弟，毅然出山，写书教拳，以正本清源，还太极拳的源头本质，把毕生所得奉献给社会，弘扬太极文化。正如唐三藏有感于当时佛教经典杂乱不全，大家理解各异，便历尽千辛万苦，取得真经，奉献社会，以正视听。衷心祝愿关老师的书能顺利出版，造福更多读者。希望不远的将来，我们能看到传统文化的复兴，有更多的人得到明师指点习拳，让中国不但在经济上，更在文化上真正成为强国，实现我们的中国梦。